Hütterer, Gasche

# Ernährung bei Morbus Crohn

maudrich.gesund essen

Elisabeth Hütterer, Christoph Gasche

# Ernährung bei Morbus Crohn

2. Auflage

maudrich

Eine geschlechtergerechte Schreibweise wird in diesem Buch vorwiegend durch die Verwendung der Schreibung mit Binnen-I realisiert. Ist eine korrekte, alle Endungen berücksichtigende Schreibung auf diese Weise nicht möglich oder erfordert sie Ergänzungen, die den Lesefluss hemmen, so wird – stellvertretend für alle Geschlechter – die weibliche Form gewählt.

**Bibliografische Information der Deutschen Nationalbibliothek**
Die Deutsche Nationalbibliothek verzeichnet diese Publikation in der Deutschen Nationalbibliografie; detaillierte bibliografische Daten sind im Internet über http://dnb.d-nb.de abrufbar.



2. Auflage 2026

facultas Verlag, Stolberggasse 26, 1050 Wien, Österreich
www.facultas.at, office@facultas.at
Satz: Florian Spielauer, Wien
Covergestaltung: facultas nach einem Design von studiob.a.c.k.
Bildnachweis: S. 9, 16, 18, 21, 22, 29, 40, 41, 42, 50, 51, 60, 62: fotolia.com
S. 11, 27, 70: istockphoto.com
S. 25, 26, 30, 43: Christoph Gasche, AKH Wien
S. 47–49: zur Verfügung gestellt von den Herstellern
S. 84, 102, 108, 112, 116, 120, 124, 126, 132, 134, 136, 140: Victoria Posch und Esther Karner, Wien
Umschlagbild: Victoria Posch und Esther Karner, Wien
Druck: Prime Rate
Printed in the EU
ISBN 978-3-99002-180-4
E-ISBN 978-3-99180-044-6

# INHALTSVERZEICHNIS

# VORWORT

Wenn die Verdauung hakt, sucht man instinktiv nach einer Diät. Wäre es nicht naheliegend, dass die Ursache für das Leiden in einer Unverträglichkeit oder Allergie gegenüber bestimmten Nahrungsmitteln zu finden ist? PatientInnen mit Morbus Crohn sind von Krankheitsbeginn an überzeugt, dass die Ursache für die Darmprobleme in falschem Essen zu suchen ist. Im Gegensatz dazu sind sich die meisten behandelnden ÄrztInnen sicher, dass Ernährung die Erkrankung nicht auslöst und auch etwaige Diäten den Krankheitsverlauf nicht beeinflussen können. Ratlosigkeit macht sich unter den Betroffenen breit. Wie geht man am besten mit dem Leiden um? Was kann man – neben allfälligen Medikamenten – selber dazu beitragen, dass es mit der eigenen Gesundheit wieder bergauf geht?

Einzelne Betroffene berichten hingegen über spezielle Diäten, mit denen ein Heilungszustand erreicht worden sein soll. Wie glaubwürdig ist das? Ist das der alte Kampf zwischen Schulmedizin und alternativen Methoden?

Dieses Buch gibt wissenschaftlich fundierte Antworten auf alle Ernährungsfragen bei Morbus Crohn. Es ist für Betroffene mit Morbus Crohn und deren Angehörige geschrieben. Medizinische Hintergrundinformationen ermöglichen das Verständnis der Verdauungsfunktionen, helfen Symptome zu deuten und richtige Maßnahmen zur Vermeidung bzw. Bekämpfung derselben zu setzen. Diätempfehlungen werden vermittelt, begleitet von zahlreichen Tipps für die praktische Umsetzung mit konkreten Kochrezepten.

Die wichtigste Antwort vorweg: Morbus Crohn ist fast immer durch die Umstellung des Ernährungsverhaltens positiv beeinflussbar, unter bestimmten Umständen sogar heilbar.

Christoph Gasche, Elisabeth Hütterer

# WIE FUNKTIONIERT UNSERE VERDAUUNG?

Die Verdauung beginnt im Mund, wo die Nahrung mit den Zähnen zerkleinert und eingespeichelt wird – eine wichtige Vorbereitung für die nächsten Verdauungsstationen. Über die Speiseröhre gelangt die Nahrung in den Magen, wo sie über mehrere Stunden mithilfe von Salzsäure zerlegt wird. Die Muskelbewegungen, die der Magen dabei vollzieht, kann man eigentlich nicht spüren, außer wenn der Magen schmerzt, was aber nur bei Magengeschwüren (dem sogenannten Ulcus ventriculi) der Fall sein sollte.
PatientInnen mit Morbus Crohn haben oft eine spezielle Form einer mikroskopischen Gastritis. Dabei sammeln sich Entzündungszellen herdförmig an, ohne geschwürige Schleimhautschäden zu verursachen. Dieser Befund ist typischerweise auch nicht mit Symptomen wie Magenschmerz verknüpft und wird als fokale Gastritis bezeichnet. Er ist diagnostisch wertvoll für die Unterscheidung zwischen Morbus Crohn und Colitis ulcerosa, einer ähnlichen chronischen Darmentzündung, die nur auf den Dickdarm beschränkt ist.
Der erste Dünndarmabschnitt ist der Zwölffingerdarm (ca. 25 cm lang), gefolgt vom Jejunum (ca. 80–100 cm lang) und dem Ileum (ca. 150 cm lang). Zusätzlich zu den Falten, die man gut mit bloßem Auge sehen kann, hat der Dünndarm auch Zotten, die man erst unter der Lupe erkennt. Diese Zotten sind wie dichte Tentakel einer Seeanemone, die sich fortwährend im Verdauungssaft bewegen. Jede dieser Zotten ist mit einer Schicht Zylinderepithel bekleidet, wodurch sich die Oberfläche deutlich vergrößert. Dadurch kann die Nahrung besser aufgenommen werden.
Im Dünndarm kommt es Tag und Nacht zu Kontraktionswellen, die den Inhalt kontinuierlich weitertransportieren. Der Speisebrei braucht nur etwa zwischen 30 Minuten und 2 Stunden, je nach Konsistenz und Inhalt, bis er an der Ileozökalklappe in den Dickdarm weitergegeben wird.
Der Dickdarm bewegt sich nicht kontinuierlich wie der Dünndarm, sondern nur einige Male jeden Tag.

**Der Verdauungstrakt**

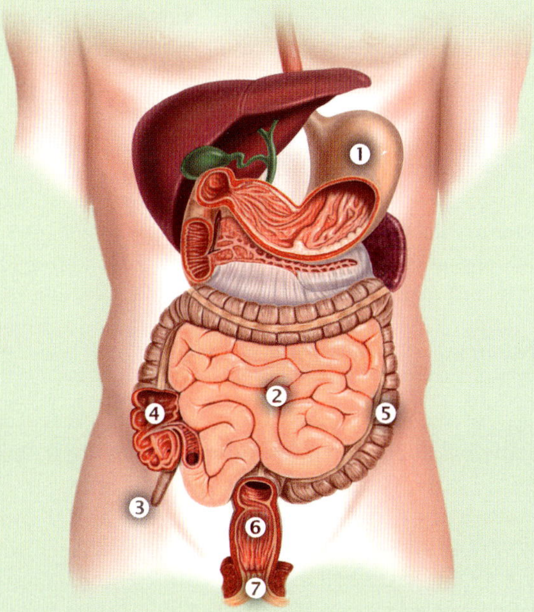


1. Magen
2. Dünndarm
3. Wurmfortsatz
4. aufsteigender Teil des Dickdarms
5. absteigender Teil des Dickdarms
6. Mastdarm
7. After

Die Bewegung des Dickdarms wird durch bestimmte Reize ausgelöst. Einer dieser Reize ist der gastrokolische Reflex: Der Darm bekommt dabei die Information, dass gleich neue Nahrung von oben nachkommt und er Platz schaffen muss. Wenn sich der Magen füllt, wie zum Beispiel beim Frühstück oder durch Flüssigkeit, die kälter oder wärmer als Körpertemperatur ist, kommt der Dickdarm in Bewegung und löst einen Stuhlgang aus. Daher ist ein Stuhlgang direkt nach dem Frühstück ganz normal.

Im Dickdarm wird der Speisebrei durch bakterielle Verdauung weiterzerlegt. Ballaststoffe bzw. Faserstoffe, wie zum Beispiel resistente Stärke, können von Verdauungsenzymen nicht angegriffen werden und landen unverdaut im Dickdarm. Der Dickdarm zersetzt diese Ballaststoffe mithilfe von Bakterien. Hier gärt es, dabei wandeln verschiedene Bakterien die Überbleibsel aus dem Nahrungsbrei in einfache Fettsäuren um, die vom Dickdarm aufgenommen werden und die Bakterien selbst mit Energie versorgen. Durch die bakterielle Tätigkeit entstehen Darmgase. Leichte Blähungen sind also völlig normal und gehören zu einer gesunden Verdauung.

## Die Bedeutung des Darmschleims

Die **Darmschleimhaut** heißt so, weil sie zwischen Magen und Enddarm eine kontinuierliche Schleimschicht produziert. Dieser Schleim schützt den Magen vor Magensäure, den Dünndarm vor Gallen- und Bauchspeicheldrüsensekreten und den Dickdarm vor einem Angriff durch die Darmbakterien.

Die Schleimschicht hat also eine Barriere- bzw. Schutzfunktion. Ist die Schleimbildung gestört, kommen Darmbakterien in direkten Kontakt mit Zellen des Dickdarms und können dort eine **Immunreaktion** auslösen, wie bei Morbus Crohn. Es gibt Bakterien, die sich von menschlichem Schleim ernähren. Darmbakterien leben also nicht nur von dem, was an Nahrung in den Dickdarm kommt, sondern auch von menschlichen Produkten.

## Darmflora – Mikrobiota

Die Bakterien im Dickdarm sind wie eine eigene Welt in uns. ForscherInnen haben berechnet, dass im Darm mehr Bakterien sitzen, als wir Körperzellen haben.

Die Gesamtheit der Darmbakterien wird heute als intestinale **Mikrobiota** bezeichnet. Der Begriff Darmflora sollte nicht mehr verwendet werden – schließlich handelt es sich nicht um eine Pflanzenwelt in unserem Darm. Das Mikrobiom steht für alle Gene, die diese Bakterien tragen.

Die meisten Bakterien leben im Dickdarm. Im Unterschied zu den anderen Darmabschnitten kann sich die Mikrobiota im Dickdarm einnisten, dort heimisch werden und sich vermehren.

Die erste Besiedelung findet im Rahmen des Geburtsvorgangs statt. Dabei gelangen die mütterlichen Keime ins noch sterile Neugeborene, ein Vorgang, der aber nur bei einer spontanen, also vaginalen Geburt gut funktioniert. Beim Kaiserschnitt wird das Baby steril aus der Gebärmutter geborgen und diese wichtige Initialzündung findet nicht statt. Die zweite Phase der Besiedelung wird durch Stillen, also durch die Muttermilch und durch direkten Hautkontakt, ermöglicht. Laktobazillen sind für die Entwicklung des kindlichen Verdauungsorgans sehr wichtig.

Aus diesem Grund treten vor allem Kinderärzte seit rund fünfzig Jahren für die Unterstützung junger Mütter in Bezug auf das Stillen ein. Stillen hat nachhaltige Effekte auf die Gesundheit des neuen Erdenbürgers. Milchersatzprodukte sollten wirklich nur im Notfall eingesetzt werden und sind kein gleichwertiger Ersatz für Muttermilch.

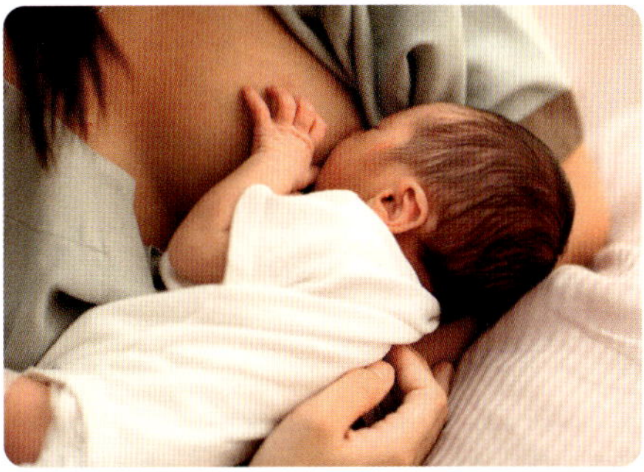

In den ersten drei Lebensjahren sollte die Besiedelung des Darms mit Bakterien abgeschlossen sein. Die Adaptierung der Darmflora ist aber in keiner Lebensphase wirklich beendet.
Eine gesunde intestinale Mikrobiota zeichnet sich durch Vielfalt aus: 300 bis 500 unterschiedliche Keime sollten es schon sein. Bei praktisch jeder Darmerkrankung, also auch bei Morbus Crohn, kommt es zu einer Reduktion dieser Vielfalt und zur Dominanz einzelner Stämme. Dieser Zustand wird als intestinale Dysbiose bezeichnet. Unser inneres Ökosystem ist sehr empfindlich. Was in den Mund kommt und geschluckt wird, landet auch im Darm. Der Zufluss an Nährstoffen wirkt sich entscheidend auf die Zusammensetzung der Mikrobiota aus. Die westliche Diät mit einem hohen Konsum von Fleisch, verarbeiteten Lebensmitteln, Fertiggerichten, Zucker, raffiniertem Getreide und zuckerhaltigen Getränken geht mit einer Verarmung der Mikrobiota einher.

## Die zehn Merkmale einer gesunden Mikrobiota

| | |
|---|---|
| 1. | Menschen sowie alle Säugetiere haben eine kommensale Mikrobiota. Dies bedeutet, dass sie sich vom Speisebrei ernährt. Eine Ernährungsumstellung beeinflusst deshalb die Bakterien. |
| 2. | Die Mikrobiota wird zu Beginn von der Mutter im Geburtskanal übertragen. Die Muttermilch leistet einen weiteren wesentlichen Beitrag. |
| 3. | Die grobe Zusammensetzung ist nach zwei bis drei Jahren vollständig, kann sich aber lebenslang verändern. |
| 4. | Sie lebt mit etwas Abstand zur Schleimhaut (Biofilm). |
| 5. | Sie ist vielfältig (Diversität). |
| 6. | Sie zerlegt komplexe Stärken sowie andere Kohlenhydrate (Verdauungsfunktion). |
| 7. | Sie ernährt die Darmschleimhaut mit Energie (z. B. Buttersäure). |
| 8. | Sie wird vom Menschen toleriert (Immuntoleranz). |
| 9. | Sie beeinflusst den Gesundheitszustand (Darm, Immunabwehr, Körpergewicht, Allergien, Gehirn). |
| 10. | Sie wird durch alles, was geschluckt wird, beeinflusst (Nahrung, Getränke, Medikamente etc.). |

Veränderungen der Zusammensetzung der Mikrobiota sind sehr dynamisch: ForscherInnen der Universität Harvard konnten 2014 zeigen, dass diätische Veränderungen eine unmittelbare Auswirkung auf die Zusammensetzung und Stoffwechselaktivität der Mikrobiota haben. Eine Fleischdiät vermehrt galletolerante Mikroorganismen und reduziert die Menge an Keimen, die Pflanzenpolysaccharide verdauen. Diese Untersuchungen zeigen eines klar auf: **Du bist, was du isst.**

Martin J. Blaser von der New York University meint, dass durch **zunehmende Hygiene und häusliche Sauberkeit** die komplexe Übertragung der Mikrobiota seit etwa hundert Jahren nur unvollständig erfolgt. Daher wird befürchtet, dass einige Gattungen und Arten bereits ausgestorben sind **(Hypothese über das Aussterben der Mikrobiota)**. Die häufige Anwendung von Antibiotikatherapie, besonders in der frühen Kindheit, trägt das Ihre dazu bei.

Sogar das in unserer Gesellschaft zunehmende Übergewicht lässt sich durch eine weniger vielfältige Mikrobiota teilweise erklären. Kinder, die in den ersten sechs Lebensmonaten Antibiotika erhalten oder durch Kaiserschnitt auf die Welt gebracht werden, haben ein erhöhtes Risiko, im späteren Leben übergewichtig zu werden. Nicht nur das allgegenwärtige Nahrungsangebot, sondern auch eine bestimmte Zusammensetzung der Mikrobiota ist für die Zunahme an Übergewichtigen in den USA und Europa verantwortlich. Verschiedene Krankheiten sind mit Veränderungen der Mikrobiota assoziiert, unter anderem auch Morbus Crohn.

**Verschiedenen Krankheiten in Zusammenhang mit veränderter Mikrobiota**

| |
|---|
| Morbus Crohn und Colitis ulcerosa |
| Reizdarmsyndrom |
| Darmkrebs |
| Fettleber |
| Übergewicht |
| Typ-2-Diabetes |
| Koronare Herzkrankheit |
| Allergien |
| Angststörung und Depression |
| Autismus |

# WAS VERURSACHT MORBUS CROHN?

Morbus Crohn ist nach Dr. Burrill Crohn benannt, der 1932 erstmals eine chronische nicht-spezifisch granulomatöse Entzündung des Dünndarmendes (Ileum terminale) bei PatientInnen des Mount Sinai Hospitals in New York beschrieben hat. Mit seinen beiden Co-Autoren Ginzberg und Oppenheimer bezeichnete Crohn die Erkrankung als **regionale Ileitis**. Die Arbeit stützte sich auf Beobachtungen von Dr. Kennedy Dalziel aus Glasgow, der schon knapp 20 Jahre zuvor eine ähnliche Krankheit in England beobachtet hatte.
Colitis ulcerosa hingegen war schon in der Mitte des 19. Jahrhunderts beschrieben worden. Auch gibt es alte griechische Aufzeichnungen über wiederkehrenden blutigen Durchfall, der wahrscheinlich Colitis ulcerosa entspricht. Es wird daher angenommen, dass es Colitis ulcerosa in der Menschheit schon sehr lange gibt.
Bei Morbus Crohn ist man sich da nicht so sicher: Wie kann eine so schwere, unbehandelt zum Tod führende Erkrankung im 19. Jahrhundert und davor übersehen worden sein? Die Annahme liegt nahe, dass es sich um ein neues menschliches Krankheitsbild handelt, das entweder zuvor sehr selten oder nicht vorhanden war. Wenn es sich um etwas Neues handelt, muss auch dessen Ursache etwas Neues sein.

**Vererbung** bildet die Grundlage für die Erkrankung und für eine **familiäre Neigung**, d. h. dass die Neigung zu Morbus Crohn von den Eltern auf das Kind weitergegeben wird. Die Wahrscheinlichkeit, an Morbus Crohn zu erkranken, liegt bei etwa 2 von 1.000. Diese Zahl steigt deutlich an, wenn einer der Elternteile selber von Morbus Crohn betroffen ist. Sobald beide Eltern Morbus Crohn haben, ist das Risiko für Kinder zumindest 1:10.
Mehr als 70 verschiedene Gene wurden mit der Erkrankung in Zusammenhang gebracht. Viele Gene betreffen die Funktion der Darmbarriere, also die Grenzschicht zwischen menschlichem Körper einerseits und Umwelt im

Darm andererseits. Eine weitere Gengruppe betrifft den Umgang mit Darminfektionen bzw. mit Bakterien, die die Darmbarriere durchbrochen haben. Eine dritte Gruppe betrifft das Immunsystem, speziell die Regulation von Entzündungsabläufen im Darm. Praktisch alle genetischen Varianten, die mit Morbus Crohn assoziiert sind, gab es schon vor weit über 1.000 Jahren, damals war die Krankheit aber unbekannt. Diese Gene sind je nach ethnischem Hintergrund sehr unterschiedlich. Insgesamt wird der Einfluss der Vererbung auf die Entstehung von Morbus Crohn nur mit etwa 10–20 % eingeschätzt. 80–90 % kommen aus der Umwelt – nämlich von modernen Umweltfaktoren, die es nicht schon immer gab und deren Intensität mit dem Grad der Industrialisierung zugenommen hat.

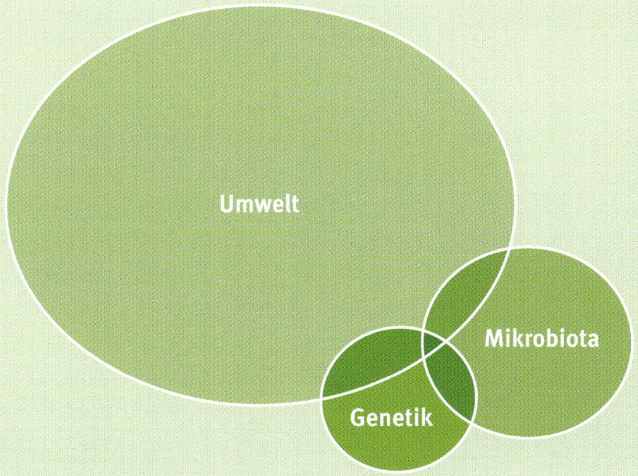


Das aktuelle Konzept zur Entstehung von Morbus Crohn beruht auf den folgenden Säulen:
1) Vererbung macht etwa 10–20 % aus;
2) spezielle bakterielle Infektionen (z. B. bestimmte E.-coli-Bakterien) und weitere Veränderungen der Mikrobiota;
3) Umweltfaktoren wie Zigarettenrauchen, Medikamente und moderne Ernährung

Die steigende Häufigkeit von Morbus Crohn kann man sich ähnlich erklären wie die steigende Häufigkeit von Hautschädigungen in Verbindung mit roten Haaren. Solange Rothaarige in Irland und Schottland gelebt haben, wo die Sonneneinstrahlung nur schwach ist, gab es keine Probleme mit dem hellen Hauttyp. Mit der Besiedelung von Australien begannen aber die Schwierigkeiten. Die australische Sonne ist viel intensiver als die in Irland und so kam es vermehrt zu Sonnenbrand und chronischer Hautschädigung bis hin zum Hautkrebs.

In der vorindustriellen Zeit bestanden Verdauungsprobleme in erster Linie aus gastrointestinalen Infektionen. Diese waren von Beginn an ein ständiger Begleiter der Menschheit und unser Darm mit seinem speziellen Immunsystem hat sich über Millionen Jahre daran anpassen können.

Morbus-Crohn-PatientInnen haben eine vererbbare Schwachstelle in Bezug auf das Verdauungsorgan. Solange durch den Mund nur Naturstoffe in den Menschen gelangten, kam es zu keiner Erkrankung. Der zunehmende Einsatz von Chemie in Medikamenten und Nahrungsmitteln macht den „Darmrothaarigen" aber zu schaffen. Der Großteil der Bevölkerung profitiert von den modernen Errungenschaften der Zivilisation, darunter auch der Pharma- und Lebensmittelindustrie, ein kleiner Prozentsatz wird aber möglicherweise geschädigt. Eine evolutionäre Anpassung an Chemie im Verdauungstrakt hat nie stattgefunden und wird auch nie stattfinden.

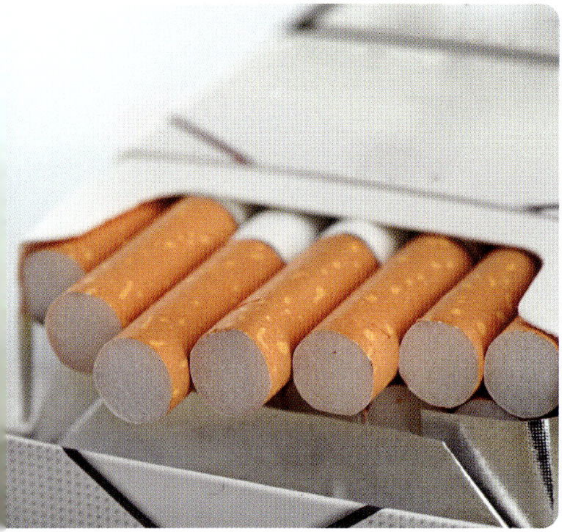

## Lifestyle

Nicht alle Umweltfaktoren, die Morbus Crohn auslösen können, kommen mit der Nahrung in den Mund. Der am besten untersuchte Umweltfaktor ist das **Zigarettenrauchen**. Die Mehrheit der Morbus-Crohn-PatientInnen sind bei Diagnosestellung aktive RaucherInnen. Jene, die nicht mit dem Nikotinkonsum aufhören, haben einen schlechteren Krankheitsverlauf als jene, die es schaffen. RaucherInnen brauchen intensivere medikamentöse Therapie und werden häufiger operiert. Die Zunahme des Zigarettenrauchens geht parallel mit einem Anstieg der Krankheitsbeschreibungen in der ersten Hälfte des 20. Jahrhunderts. Zur Jahrtausendwende waren immer noch 30 % der Männer und 22 % der Frauen RaucherInnen. Über die Jahre haben sich die sozialen Schichten der RaucherInnen verändert, ähnlich auch die demografische Verteilung bei Morbus Crohn.

Sobald PatientInnen hingegen mit dem Rauchen aufhören, verbessert sich auch der Krankheitsverlauf. Es gibt Überlegungen, dass über den prozessierten Tabak und auch durch den Mundfilter Inhaltsstoffe in den Körper gelangen, die den Darm schädigen. Es ist durchaus möglich, dass diese Stoffe sich im Mund mit Speichel verbinden und geschluckt werden. Zigarettenfilter sind unter anderem reich an Aluminium, das mit der Darmkrankheit in Zusammenhang stehen kann (siehe Kapitel „Ernährung“, S. 21). E-Zigaretten können helfen, mit dem Rauchen aufzuhören, und sind wahrscheinlich weniger schädigend als Zigarettenrauchen. Die Langzeiteffekte von E-Zigaretten auf den Verlauf von Morbus Crohn sind jedoch noch nicht bekannt. Rauchen ist aber nicht alleiniger Umweltfaktor. Wie schon erwähnt, dürften Medikamente und die Ernährung eine zusätzliche Rolle spielen.

**Potenzielle Umweltfaktoren in der Entstehung von Morbus Crohn**

| | | |
|---|---|---|
| **Lifestyle** | Zigarettenrauchen<br>Chronischer Stress | beeinflusst die Prostaglandine (Entzündungsfaktoren) sowie das Mikrobiom |
| **Medikamente** | Antibiotika | Veränderung der Mikrobiota |
| | Schmerz- und Grippemittel | schädigen die Darmbarriere |
| | Eisentabletten | oxidativer Stress und Veränderung der Mikrobiota |
| **Hygiene** | Spülmittel (Tenside) | schleimschädigend |
| | Zahnpasta (Konservierungsstoffe, Tenside, Emulgatoren, Nano-/Mikropartikel)<br>Antibakterielle Mundspülungen<br>Haftpasten für Zähne<br>Lippenstift | Veränderung der Mikrobiota, schleimschädigend, Fremdkörperreaktion |
| **Ernährung** | Emulgatoren | schleimschädigend |
| | Komplexbildner (wie EDTA) | Zerstörung der Zellverbindungen |
| | Nano- und Mikropartikel (z. B. $TiO_2$ in Farbstoffen) | Aktivierung der Abwehrzellen im Darm – Fremdkörperreaktion |
| | Konservierungsstoffe | Veränderung der Mikrobiota |
| | Fettzusammensetzung | gesättigte Fettsäuren sind entzündungsfördernd, Veränderung der Mikrobiota |
| | Zucker | Veränderung der Mikrobiota |

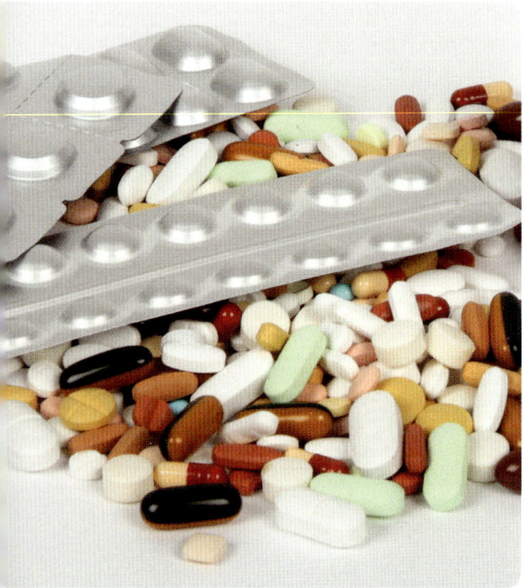

## Medikamente

Eines der ältesten industriell hergestellten Medikamente ist **Aspirin®**, das erstmals 1897 von den Bayer Werken hergestellt wurde. Aspirin® gilt heute als Prototyp der nicht-steroidalen Antirheumatika, kurz **NSAR** genannt. Sie werden häufig bei Schmerzen, Fieber und Entzündungen eingesetzt. Acetylsalicylsäure ist nicht nur unter dem Handelsnamen Aspirin®, sondern auch als Herz-ASS zur Behandlung und Vorbeugung von Gefäßerkrankungen bekannt. Unter vielen anderen Namen wird Acetylsalicylsäure allein oder gemeinsam mit anderen Wirkstoffen als Medikament häufig eingesetzt.

Relevant für das Thema Darmentzündung ist, dass diese Substanzgruppe über unterschiedliche Mechanismen die Dichtheit der Magen- und Darmschleimhaut reduziert. Die Folgen sind eine Störung der intestinalen Barriere, erhöhte gastrointestinale Durchlässigkeit sowie Magen- und Darmgeschwüre. ÄrztInnen wissen das und verschreiben daher zusätzlich oft einen „Magenschutz“, der Darm bleibt damit aber leider ungeschützt. Nicht selten sind NSAR initiale Verursacher eines Morbus Crohn oder einer Colitis ulcerosa, oder sie können bei bereits vorhandener Krankheit einen akuten Schub auslösen. Aspirin® und andere NSAR sollten daher bei Morbus Crohn gemieden werden. Unproblematisch für den Darm sind Arzneistoffe aus der Gruppe der Opioide, wie zum Beispiel Tramadol.
Eine weitere breit eingesetzte Medikamentengruppe kann ebenfalls Morbus Crohn verursachen: **Antibiotika**. Mit Alexander Flemings Entdeckung von Penicillin (1928) konnte endlich das allgegenwärtige medizinische Problem der Wundinfektionen behandelt werden, was im Zweiten Weltkrieg viele Menschenleben rettete. 1945 erhielten Fleming, Chain und Florey gemeinsam den Nobelpreis für die Entwicklung von Penicillin G zu einem Heilmittel. Parallel zum Penicillin wurden in Deutschland Sulfonamide hergestellt.

Seit den 1970er-Jahren werden in führenden Pharmaunternehmen vermehrt neue Antibiotika entwickelt.
Der Einfluss von Antibiotikatherapie auf die Mikrobiota wurde lange ignoriert. Antibiotika-assoziierter Durchfall ist in der Tat meist nur vorübergehend und nicht jede Antibiotikatherapie führt zu Morbus Crohn. Mehrere Studien haben aber kindliche Antibiotikaexposition mit einem erhöhten Risiko, an Morbus Crohn zu erkranken, assoziiert. Antibiotika gehören zu den am meisten verschriebenen Medikamenten weltweit und das nicht nur bei nachgewiesener Infektion mit bakteriellen Erregern. Nach einer amerikanischen Untersuchung sind neun von zehn Antibiotikaverordnungen Fehlverschreibungen, entweder weil sie bei viralen Infektionen (Antibiotika wirken nur gegen Bakterien) oder bei resistenten Keimen gegeben werden. Antibiotikaprophylaxe bei zahnärztlicher Behandlung zur Prävention von Komplikationen ist eine weitere Ursache, warum in den Industrieländern so viele Antibiotika geschluckt werden. Spezielle Breitbandantibiotika wirken maßgeblich auf unsere Mikrobiota: sie zerstören alles, was nicht resistent ist. Besonders gefährlich für das Überleben unserer Mikrobiota sind sequenziell, also direkt hintereinander verabreichte Antibiotikabehandlungen. Da wird beispielsweise ein Gyrasehemmer (z. B. Ciprofloxacin) verschrieben und nach 10 Tagen auf ein Antibiotikum aus der Gruppe der Aminopenicilline gewechselt. Was an Darmbakterien nach dem ersten Zyklus noch nicht ganz ausgelöscht ist und prinzipiell wieder nachwachsen könnte, wird durch den zweiten Antibiotikazyklus unwiederbringlich zerstört. Die Folge sind schwere Schäden der Mikrobiota mit Verlust der Vielfalt und verändertem Wachstum bzw. Metabolismus der verbliebenen resistenten Keime. PatientInnen mit Morbus Crohn sollten vor einer Antibiotikatherapie unbedingt Rücksprache mit ihrem behandelnden Gastroenterologen halten. Grundlegend gilt, dass **intravenöse Antibiotikatherapie effektiver** ist, was die Infektbehandlung betrifft, und die intestinale Mikrobiota weniger angreift als Tabletten.
Die Darmgeschwüre bei Morbus Crohn verursachen eine chronische, meist unbemerkte Blutung. Die Folge ist ein Eisenmangel, weshalb diese PatientInnen **Eisentabletten** zum Ausgleich des Verlusts bekommen. Problematisch ist

aber, dass nur maximal 20 % des Eisens aufgenommen werden und 80 % in den Darm gelangen. Diese 80 % können im Darm die Sauerstoffradikalbildung fördern und so die Darmentzündung verstärken. Außerdem führen Eisentabletten zu einer Verschiebung der Mikrobiota, die ebenfalls unerwünscht ist. In dieser Situation sind **Eiseninfusionen eine gute Alternative**, die (ähnlich wie die Antibiotikainfusionen) den Darm nicht so belastet.

## Hygiene und Bakterien

Bis vor 100 Jahren war eines der Hauptprobleme am Essen, dass es eine Reihe von durch Wasser oder rohe Nahrungsmittel übertragene Infektionen gab. Durch verschiedene Hygienemaßnahmen und die Säuberung des Trinkwassers konnten im Rahmen der Industrialisierung der Nahrung und des Wassers Typhus, Cholera und Ruhr in der westlichen Welt praktisch ausgerottet werden.

Die damals ständige Belastung mit Stuhlbakterien im Trinkwasser wurde seitens der Verdauung relativ gut toleriert. Eine ähnliche Situation herrscht heute in Entwicklungsländern vor, in denen die einheimische Bevölkerung immer noch von Brunnen oder lokalem Grundwasser trinkt. Als westliche Besucher halten wir uns ans Flaschenwasser, um uns vor pathogenen E. coli zu schützen, jenen Bakterien, die jedenfalls die häufigste Ursache für Reisediarrhö sind. Die meisten E.-coli-Stämme sind harmlos, oft sogar gesundheitsfördernd. Zahlreiche verschiedene pathogene Stämme sind aber mit Durchfallkrankheiten in Zusammenhang gebracht worden, ein bestimmter Stamm, die adhärenten invasiven E. coli (AIEC), auch mit Morbus Crohn.

Etwa ein Drittel der Morbus-Crohn-PatientInnen trägt diesen Keim auf der Dünndarmschleimhaut, aber nur etwa jede/r Zwanzigste in der gesunden Bevölkerung. AIEC setzen sich über bestimmte Rezeptoren auf die Darmschleimhautzellen, und zwar dort, wo Entzündungsreaktionen ablaufen, und verstärken diese. An Stellen der AIEC-Kolonisation kommt es zu einer weiteren Barrierestörung, die am Anfang der chronischen Entzündung stehen könnte.

## Ernährung

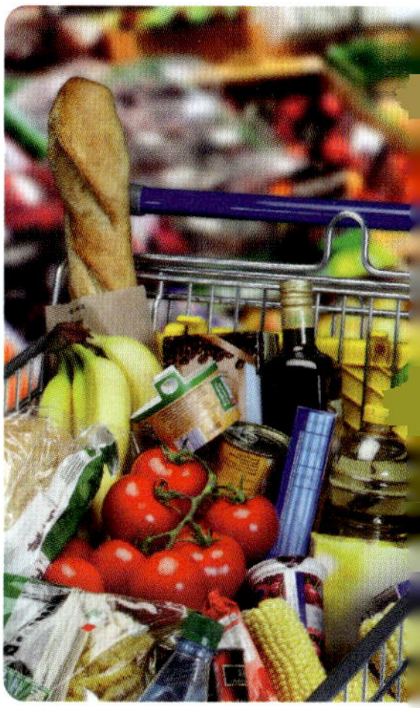

Die erste Frage, die PatientInnen mit Morbus Crohn bei der ersten Visite stellen, ist die nach der Beteiligung von Nahrungsmitteln bei der Entstehung der Krankheit. Es scheint naheliegend, dass die Ursache für das Leiden in einer Unverträglichkeit oder Allergie gegenüber bestimmten Nahrungsbestandteilen zu suchen ist. Ist es das Fett oder der Zucker oder zu viel Eiweiß? Morbus-Crohn-PatientInnen sind von Beginn der Krankheit an überzeugt, dass die Ursache für die Darmprobleme in falschem Essen liegt. Im Gegensatz dazu gehen die meisten ÄrztInnen davon aus, dass Ernährung die Erkrankung weder auslöst noch etwaige Diäten den Krankheitsverlauf beeinflussen können. Die allgemeine ärztliche Empfehlung beschränkt sich häufig auf: „Essen Sie das, was Sie vertragen, und lassen Sie das weg, was Sie nicht vertragen."

Das Heimtückische ist, dass niemand es sofort merkt, wenn **Lebensmittel** schaden. Denn die Effekte sind subtil. Nahrungsbestandteile schwächen lediglich die Schleimproduktion, erhöhen die intestinale Durchlässigkeit, schädigen die Darmbarriere oder verändern die Zusammensetzung oder den Metabolismus unserer Mikrobiota. Zunächst gibt es keine Bauchschmerzen, keinen Durchfall. Für die PatientInnen ist es schwer, eine Schädigung wahrzunehmen.

In Tierstudien konnte gezeigt werden, dass die Schleimschicht durch zwei bis dato als harmlos eingestufte Emulgatoren dünner wurde und sich doppelt so viele Bakterien direkt an der Darmwand anheften konnten. Darmempfindliche Menschen reagieren auf **Emulgatoren**, die die schützende Schleimschicht erweichen. Unbemerkt entstehen kleine Löcher im Schleim, wo dann Bakterien direkt an die Darmwand andocken können und langsam eine Entzündungskaskade in Gang setzen. Ist die Entzündung erst in Gang gekommen, hört sie von selber nicht mehr auf. Fortlaufende Emulgator-Exposition verändert nicht nur die Schleimschicht, auch die Mikrobiota muss sich dem Lebensraum in direktem Kontakt zur Darmwand anpassen. Die Veränderung der Mikrobiota ist auch Folge des beginnenden Entzündungsmechanismus und fördert still und leise das Fortschreiten der Erkrankung.

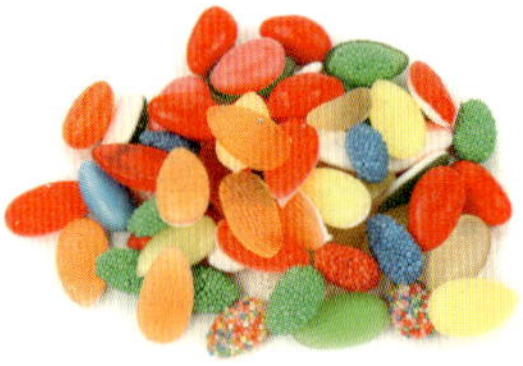

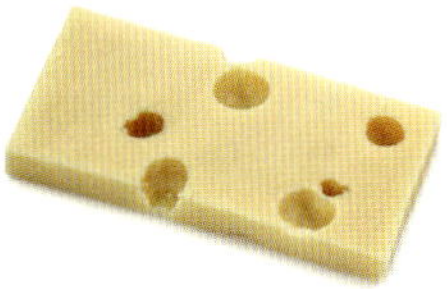

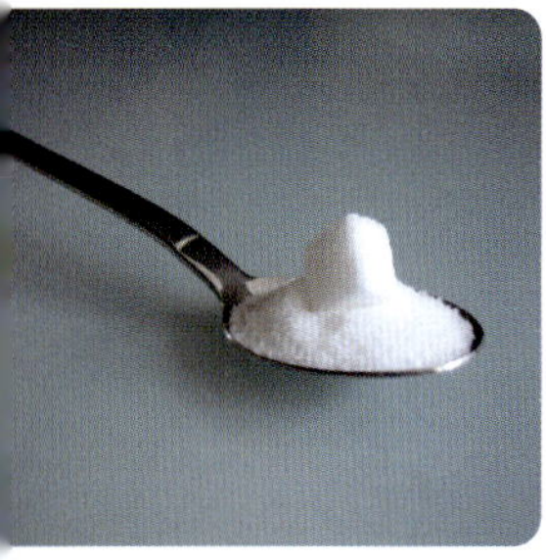

Dieser subtile Wirkungsmechanismus und verzögerte Schaden ist auch der Grund dafür, dass es bis dato nicht gelungen ist, einen bestimmten Nahrungszusatzstoff in epidemiologischen Studien als ursächlich verantwortlich zu machen. Eine englische Arbeitsgruppe um Miranda Lomer und Jonathan Powell hat sich mit **Mikro- und Nanopartikeln** in der Nahrung auseinandergesetzt. Ganz besonders sind Titandioxid ($TiO_2$, E171) und Aluminiumsilikate (E554 bis E556 und E559) in Verdacht geraten, durch die winzige Größe direkt in Zellen aufgenommen zu werden und da als Fremdmaterial eine chronische Immunreaktion auszulösen. $TiO_2$ sitzt unter der bunten Oberfläche in verschiedenen Kindersüßigkeiten. Aluminiumsilikate werden gerne als Rieselhilfe diversen feinen Pulvern zugesetzt, um Verklumpung zu vermeiden und eine bessere maschinelle Verwendbarkeit zu gewährleisten. Außerdem findet sich dieser Nahrungsmittelzusatz in geriebenem oder in Scheiben geschnittenem Käse, in Würzmitteln, aber auch in diversen Nahrungsergänzungsmitteln und im Kochsalz. Eine Studie konnte zeigen, dass eine Diät unter Ausschluss von Mikropartikeln über vier Monate zu einer deutlichen Besserung der Symptomatik bei Morbus Crohn führt.

Schon in den 1970er-Jahren ist aufgefallen, dass PatientInnen mit Morbus Crohn größere Mengen an **raffiniertem Zucker** (also Saccharose, Rohr- bzw. Rübenzucker) zu sich nahmen als gesunde Kontrollpersonen. Dieser Vergleich war einer der ersten Hinweise darauf, dass Zucker einen Einfluss auf die Krankheitsentstehung haben kann. Andererseits ist Zucker ein guter Energielieferant, der besonders leicht verdaulich ist und bei eingeschränkter Darmfunktion (infolge von Morbus Crohn) von Betroffenen bevorzugt wird. Es gibt überzeugte AnhängerInnen einer zuckerfreien Diät. Eine wirklich zuckerfreie Diät bedeutet gleichzeitig den kompletten Verzicht auf viele industriell hergestellte Nahrungsmittel, denen meist viel Zucker zugesetzt ist.

Ein kausaler Zusammenhang von Zuckerkonsum und Morbus Crohn konnte in mehreren Interventionsstudien nicht sicher bestätigt, aber auch nicht widerlegt werden.

Es gibt spezielle Kohlenhydrat-Diäten, die alle Arten von Zucker mit wenigen Ausnahmen vermeiden. Eine solche rigide Einschränkung der Nahrungszufuhr vermeidet auch die meisten Fertigprodukte und damit Nahrungsmittelzusätze. Verschiedene radikale Diäten kommen so oft zum selben Ergebnis: Morbus Crohn ist heilbar.

Zucker wurde bis zur Züchtung der Zuckerrübe lediglich aus Zuckerrohr hergestellt. Der durchschnittliche jährliche Zuckerverbrauch lag 1820 bei nur 2 g pro Kopf. Das hat sich mit der Zuckerrübe innerhalb von 100 Jahren (also bis ca. 1920) auf 2 kg pro Jahr vertausendfacht. Heutzutage wird der meiste Zucker durch gesüßte Getränke aufgenommen. Wir kommen nun auf einen durchschnittlichen Verbrauch von etwa 35 kg pro Jahr, also 100 g pro Tag! Unser Hirn sehnt sich nach allem, was süß ist – und es tut das ohne Rücksicht auf Verluste. Die Folge sind Diabetes, Fettsucht, Herz- und Gefäßkrankheiten. Auch die Verdauung hat Schwierigkeiten, diese Zuckermengen zu verarbeiten.

Sehr wahrscheinlich gibt es mehr als nur einen Umweltfaktor, der an Morbus Crohn beteiligt ist. Die Umweltfaktoren kommen zumeist durch den Mund in den Körper und lösen im Darm eine chronische Entzündungsreaktion aus. Durch Ausschalten des Kontakts von Nahrungsbrei mit der Schleimhaut kann die Krankheit gestoppt werden. So konnte bei PatientInnen nach Darmoperationen gezeigt werden, dass die Krankheit so lange nicht wiederkehrte, wie der normale Transport des Nahrungsbreis durch einen künstlichen Darmausgang (Ileostoma) unterbrochen war. Schon wenige Tage nach einer Rückoperation kam es an der Stelle, an der der Darm zusammengenäht worden war, zu neuerlichen Entzündungsreaktionen. Darminhalt (die Summe aus Nahrung, Verdauungssekret und Mikrobiota) ist also entscheidend für die Chronizität von Morbus Crohn. Interessanterweise führt auch flüssige Ernährung über eine Magensonde (siehe Kapitel „Sondennahrung und Ernährungsinfusionen“, S. 74) bei Kindern und Jugendlichen zur Abheilung des Darms. Sobald PatientInnen jedoch neben der Sondennahrung auch ihr gewohntes Essen zu sich nehmen, geht der Effekt verloren.
Die auslösenden Umweltfaktoren von Morbus Crohn erfüllen drei Kriterien:

1. Sie gelangen über den Mund in den Gastrointestinaltrakt.
2. Die Entzündungsreaktion entsteht durch direkten Kontakt.
3. Eine laufende Exposition ist notwendig, damit die Erkrankung chronisch verläuft.

Durch Ausschluss dieser Umweltfaktoren kann es zum Abheilen der geschwürigen Darmentzündung kommen.

## Ist der Dünn- oder der Dickdarm betroffen?

Morbus Crohn ist kein einheitliches Krankheitsbild. Die ursprüngliche Bezeichnung „Ileitis regionalis“ bedeutet eigentlich „Entzündung am Ende vom Dünndarm“ (dem terminalen Ileum). Im deutschen Sprachraum spricht man daher oft von der „Ileitis terminalis“. Dabei handelt es sich um den Hotspot der Erkrankung. In der Vienna Classification of Crohn’s Disease wurde vor knapp 20 Jahren das Krankheitsbild Morbus Crohn nach drei Kategorien unterteilt:

1. Alter bei Diagnosestellung: unter 40 Jahren oder darüber
2. Krankheitslokalisation: terminales Ileum, Colon, Ileum und Colon, oberer Dünndarm
3. Krankheitsverhalten: entzündlich, stenosierend, fistulierend

Diese drei Kategorien beschreiben unterschiedliche Krankheitssubtypen, die durch ein Zusammenspiel variabler genetischer Faktoren, variabler Umweltfaktoren und variabler Mikrobiota entstehen. Als Regel gilt: Je jünger die PatientInnen sind, desto stärker ist der genetische Einfluss. Ganz besonders ist das bei sogenannten frühkindlichen Formen mit einer Erkrankung vor dem sechsten Lebensjahr nachweisbar. Hier spielt die Umwelt praktisch keine Rolle. Vielmehr handelt es sich um reine Erbkrankheiten, die unbehandelt meist tödlich sind. Zum Glück sind diese Formen von Morbus Crohn aber äußerst selten. Je später die Krankheit auftritt, desto mehr Umwelteinfluss ist vorhanden.
Bei älteren PatientInnen (Diagnosestellung nach dem 40. Lebensjahr) ist häufig nur der Dickdarm betroffen. Diese Formen sind oft durch Antibiotikatherapie oder Schmerzmittel (NSAR) hervorgerufen und verlaufen anders als die typische Form, die in oder nach der Pubertät beginnt und bei der praktisch immer das terminale Ileum involviert ist.

# DIAGNOSE UND THERAPIE

## Koloskopie – Darmspiegelung

Für die **Diagnosestellung** ist es notwendig, eine endoskopische Untersuchung mit Entnahme von Gewebeproben durchzuführen. Dafür muss der Darm entleert werden. Die sogenannte Vorbereitung besteht aus einer Darmspüllösung, die den Darminhalt hinausdrängt. Ein flexibler Schlauch, der am Ende einen Kamerachip und eine Leuchtdiode hat, wird vom Spezialisten durch den After über den Dickdarm bis zum Übergang in den Dünndarm gelenkt. An der sogenannten Bauhin'schen Klappe (Valvula) wird in das terminale Ileum eingegangen und es werden Gewebeproben aus allen Darmabschnitten gesammelt. Die Koloskopie ermöglicht so, das entzündete Gewebe direkt zu betrachten und die Art und den Schweregrad der Entzündung zu beurteilen. Die pathologische Untersuchung der Gewebeproben bestätigt die Diagnose.

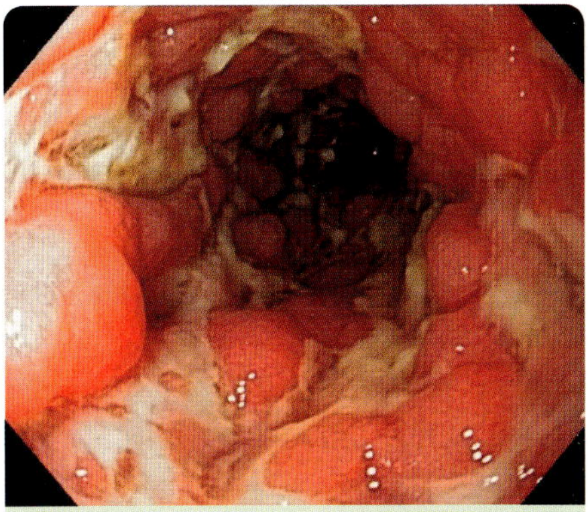

Bild einer schweren geschwürigen Entzündung im terminalen Ileum bei Morbus Crohn

## Darmsonografie – Darmultraschall

Alternativ zu den endoskopisch invasiven Untersuchungen kann der Magen-Darm-Trakt von SpezialistInnen auch mittels Ultraschall untersucht werden. Dabei können am Darm Wandverdickungen festgestellt werden, die auf eine chronische Darmentzündung hinweisen. Diese finden sich bei Morbus Crohn vorwiegend am Ende des Dünndarms, können aber auch im oberen Dünndarm (ca. 10 %) oder im Dickdarm (ca. 50 %) vorkommen. Diese Wandverdickungen entsprechen entzündeten Darmabschnitten: Je dicker die Wand ist, desto mehr **Entzündung** ist vorhanden.

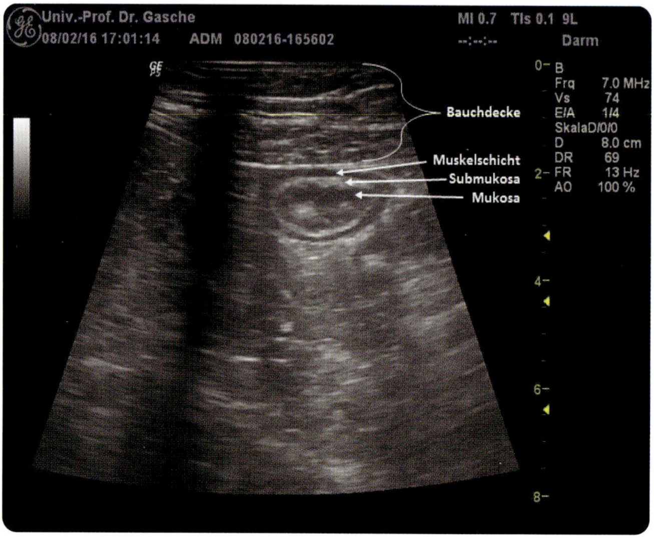


Mittels Ultraschall lässt sich die Darmwand in mehrere Wandschichten auftrennen. Ganz innen findet sich die Schleimhaut (Mukosa), ganz außen die Muskelschicht und das Bauchfell. Dazwischen liegt die sogenannte Submukosa, der Ort, an dem sich die meisten Entzündungszellen bei Morbus Crohn anhäufen. Mittels Farbdoppler lässt sich die Durchblutung solcher Areale analysieren, um so Rückschlüsse auf die Schwere der Entzündung (mit starker Durchblutung) zu bekommen. Mittels Darmsonografie kann also nicht nur die Ausdehnung und der Schweregrad der Erkrankung, sondern auch das Vorhandensein von Komplikationen festgestellt werden.

Bei **Engstellen (Stenosen)** ist durch die Schwellung aufgrund der Entzündung oder durch chronische Bindegewebseinlagerung der innere Darmhohlraum (Lumen) verschlossen. Der Darminhalt kann nicht weitertransportiert werden. Es kommt zu Erweiterungen der Dünndarmabschnitte vor der Engstelle. Der Grad der Erweiterung ist Ausdruck der Schwere des Darmverschlusses.

Eine weitere Komplikation bei Morbus Crohn ist die Entstehung von **Fisteln**. Fisteln sind Stellen, an denen der Darm undicht geworden ist und Entzündungsstraßen in das Bauchfell eindringen. Manche PatientInnen haben wenige Symptome, andere wiederum haben Fieber und Bauch-

schmerzen. Mittels Darmsonografie lassen sich auch Fisteln sehr gut darstellen. Als Folge von Fisteln können auch Eiterherde (Abszesse) im Bauch entstehen.
Ultraschall ist strahlenfrei, kann bei Schwangerschaft angewendet werden und bedarf keiner Vorbereitung (Entleerung). Er ist eine ideale Untersuchung, um das Ansprechen der Behandlung bei PatientInnen mit Morbus Crohn zu verfolgen. Er ist besonders gut zur Beurteilung des Dünndarms geeignet, wohin man mittels Koloskopie nicht kommt. Schlecht beurteilbar sind Teile des Zwölffingerdarms sowie des Krumm- und Enddarms.

## Computertomografie (CT) und Magnetresonanz (MRI)

Neben Darmultraschall sind auch CT und MRI sehr gut geeignet, einen Erkrankungsprozess im Dünndarm zu beurteilen. Bei beiden Verfahren wird auch zusätzlich Kontrastmittel intravenös verabreicht. Die CT hat eine ausgeprägte Strahlenbelastung durch Röntgenstrahlen, die MRI hingegen nicht. Beide Untersuchungen sollten aber in der Schwangerschaft nicht durchgeführt werden.
Der Vorteil von CT und MRI ist die Verfügbarkeit, da die Untersuchung von RadiologInnen durchgeführt wird und keine besondere Spezialisierung wie bei der Darmsonografie erforderlich ist. Die Nachteile sind der größere Aufwand, die notwendige Vorbereitung sowie das Fehlen von Informationen über Darmbewegungsstörungen, da es sich um Sekundenaufnahmen handelt. Darmultraschall hingegen kann Bewegungsstörungen bei Engstellen oder nach Operationen in Echtzeit dokumentieren und so die Darmfunktion besser beurteilen. Die CT/MRI kann andererseits Folgeveränderungen im Retroperitoneum, dem hinteren Bauchraum, besser abbilden, besonders in jenen Regionen, die man mittels Sonografie nicht so gut einsehen kann.

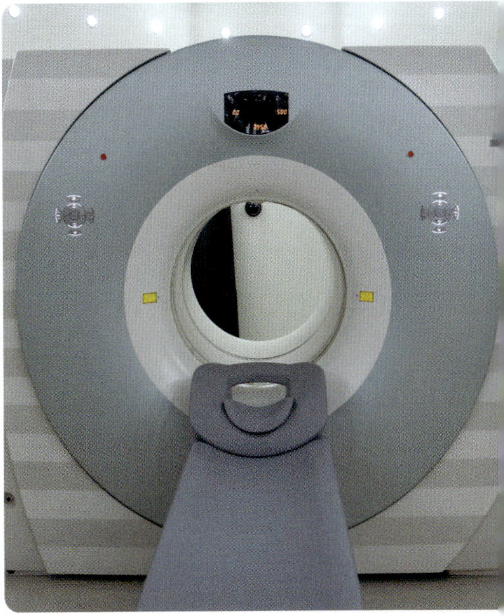

## Medikamentöse Therapie bei Morbus Crohn

Bis vor 20 Jahren war das Credo der Behandlung von Morbus Crohn, Beschwerden zu lindern und Lebensqualität zu steigern. Damals hatte man außer **Cortison** und **Sondennahrung** keine wirksame Therapieoption. Cortison reduziert aber lediglich das Krankheitsgefühl, ohne wesentlichen Einfluss auf die zerstörende Darmentzündung zu nehmen. Die Folge war, dass PatientInnen oftmals Engstellen entwickelten, weshalb Operationen notwendig wurden. Seit Ende der 1990er-Jahre gibt es aber eine Infusionstherapie mit einem Eiweißstoff, der einen zentralen Entzündungsübermittler neutralisiert. **Infliximab** (unter dem Namen Remicade® im Handel) ist ein starker antientzündlicher Wirkstoff, der gegen TNF, den sogenannten Tumor-Nekrose-Faktor, gerichtet ist. TNF hat mit der Aktivierung von Entzündungsvorgängen zu tun. Er steht am Anfang der Entzündungskaskade, weshalb die Blockierung dieses Moleküls so effizient wirkt. Infliximab ist bis heute in der Wirksamkeit das Maß für alle neuen Produkte. **Adalimumab** (unter dem Namen Humira® bekannt) ist ein paar Jahre danach verfügbar geworden und ebenfalls gegen TNF gerichtet. Infliximab muss etwa alle 8 Wochen als Infusion verabreicht werden, damit die Wirkung erhalten bleibt, Adalimumab hingegen alle 2 Wochen als Spritze unter die Haut. Die Wirkung von Infliximab ist in den meisten Studien größer und schneller. Der Vorteil von Adalimumab ist, dass PatientInnen es sich selber verabreichen können. Beide Substanzen werden im Allgemeinen gut vertragen.

Der wichtigste Erfolg der **Anti-TNF-Therapie** ist die Abheilung der geschwürigen Darmentzündung. Diese Durchschlagskraft haben Cortison (Prednisolon) und ein lokal wirksames Cortison mit weniger systemischen Nebenwirkungen (Budesonid) nicht. Oftmals wird Cortison sogar mit der Entstehung von Fisteln in Zusammenhang gebracht, besonders dann, wenn schon Engstellen vorhanden sind. Trotzdem wird es weiterhin häufig verschrieben (vermutlich, weil es deutlich kostengünstiger ist). Anders verhält es sich mit **Azathioprin und 6-Mercaptopurin**, zwei Substanzen, die ursprünglich zur Krebsbehandlung vor über 50 Jahren entwickelt wurden und heutzutage bei vielen Autoimmunerkrankungen und nach Organtransplantationen

eingesetzt werden. Erste Hinweise zur Wirksamkeit bei Morbus Crohn stammen aus den frühen 1970er-Jahren. Die Wirkung setzt aber erst nach 3 bis 6 Monaten ein. Leider verträgt auch etwa ein Drittel der PatientInnen diese Medikamente nicht. Als Nebenwirkungen können Bauchspeicheldrüsenentzündungen und Veränderungen des Blutbilds rasch auftreten, Akne oder Haarausfall erst später. Weitere Biologikabehandlungen (Vedolizumab, Ustekinumab , Golimumab, Risankizumab, Mirikizumab) sind entweder schon zugelassen oder knapp vor der Zulassung. Die neue Medikamentengruppe der **JAK-Inhibitoren** ist in Tablettenform zum Schlucken geeignet und ergänzt die Behandlungsmöglichkeiten bei Morbus Crohn.
Besonders von HausärztInnen häufig verschrieben wird Mesalazin (früher auch Sulfasalazin). Mesalazin ist eine strukturell dem Aspirin® sehr ähnliche Substanz (beide sind Derivate der Salizylsäure). Im Gegensatz zu Aspirin®, das die Darmbarriere schädigt, führt Mesalazin jedoch zu einer verbesserten Schleimproduktion und dichtet den Zwischenzellenraum ab. Es wirkt auch antioxidativ. Das Besondere an diesem Medikament ist, dass es praktisch nicht in den Körper aufgenommen wird, sondern nur auf die Darmschleimhautzellen und das Darmlumen wirkt. Es ist das Basismedikament für PatientInnen mit Colitis ulcerosa. Bei den meisten Formen von Morbus Crohn hat es aber zu wenig Wirkkraft.

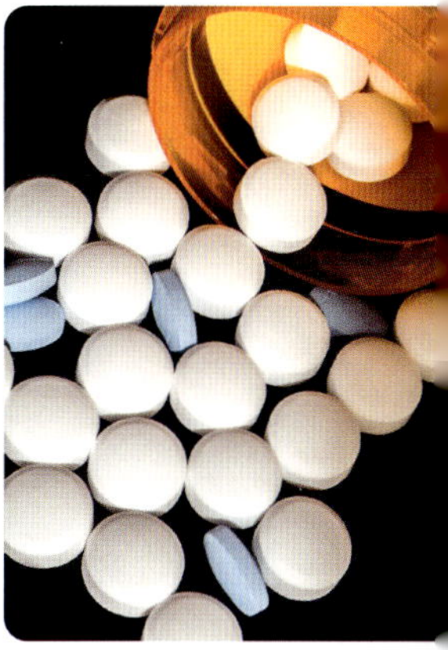

## Endoskopische Therapieverfahren

Der menschliche Körper versucht selber, die anhaltende Darmentzündung abzuheilen. Dabei wird Bindegewebe im Darm abgelagert, das eigentlich für die Narbenbildung gedacht ist. Die Kombination aus chronischer Entzündung und Bindegewebsablagerung führt zur Verhärtung der betroffenen Darmabschnitte und zur Ausbildung von Engstellen. Im schlimmsten Fall kann der Darminhalt nicht weitertransportiert werden und es kommt zum Darmverschluss. Früher wurden PatientInnen mit Engstellen operiert und der betroffene Darmabschnitt wurde entfernt. Heutzutage kann mittels moderner endoskopischer Dehnungsverfahren der verengte Abschnitt erweitert (dilatiert) werden. Endoskopische Verfahren haben gegenüber Operationen den Vorteil, dass Darm nicht verloren geht und der Eingriff ambulant durchgeführt werden kann. Frühzeitige wiederholte Dilatationen helfen, Operationen zu vermeiden oder zumindest zu verzögern. Die Kombination von effektiver Anti-TNF-Therapie und endoskopischen Dilatationsverfahren hat dazu geführt, dass Operationen in den letzten Jahren um den Faktor 10 zurückgegangen sind.

**Endoskopische Ballondilatation einer Engstelle (Stenose) bei Morbus Crohn**

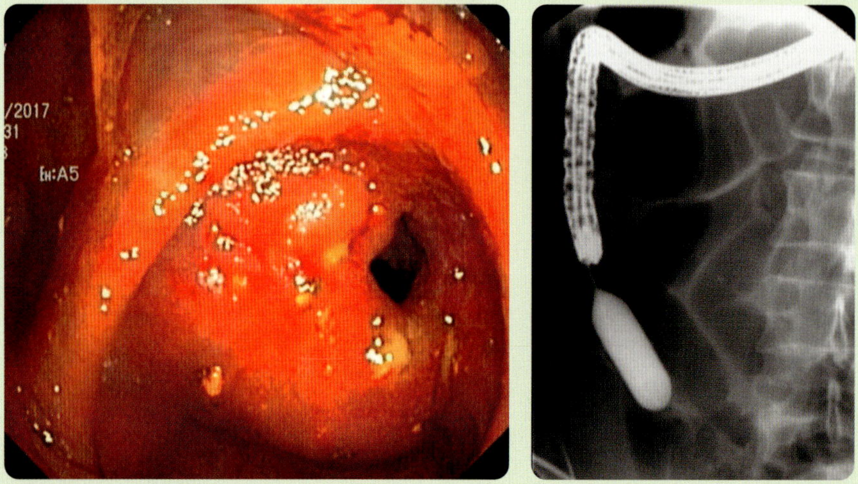


Bei einem Patienten wurde vor acht Jahren eine Darmoperation durchgeführt. An der Stelle der ehemaligen Resektion findet sich bei der Koloskopie eine Engstelle an der Anastomose (linkes Bild). Über das Endoskop wird ein Ballon in die Engstelle vorgeschoben und diese auf 2 cm Durchmesser aufgedehnt (rechtes Bild)

## Operationen

Bei Darmverschluss oder Abszessen in der Bauchhöhle sind Operationen dringend angezeigt. Erfahrene MedizinerInnen erkennen diese Komplikationen frühzeitig und können durch medikamentöse oder endoskopische Therapie häufig gegensteuern. Ausgeprägte, auch langstreckige Engstellen, die oft in Kombination mit Fisteln auftreten, stellen eine besondere Herausforderung dar. Wichtig ist, dass durch Operationen nicht zu viel Dünndarm verloren geht. Moderne Operationsverfahren schneiden den verengten Darm oft nicht mehr weg, sondern verändern lediglich durch plastische Rekonstruktion die Größe des Darmlumens. Diese Operationstechnik wird auch als Strikturplastik bezeichnet.

## Raucherentwöhnung

ExpertInnen bewerten Rauchen als mindestens so gefährlich wie ungünstige Ernährungsfaktoren. Einerseits wird durch Rauchen das Mikrobiom verändert und andererseits werden dadurch Entzündungsfaktoren (Prostaglandine) gefördert. Die Diagnose Morbus Crohn sollten Sie daher nützen, um endgültig mit dem Rauchen aufzuhören. Lassen Sie sich dabei helfen und suchen Sie spezialisierte Einrichtungen auf. Auch im Internet finden Sie unter dem Stichwort „Raucherentwöhnung" zahlreiche Tipps und Hinweise. In der Praxis hat sich auch das Rauchertelefon als sehr hilfreich bewährt*.

* In Österreich erreichbar unter www.rauchfrei.at, Tel: 0800 810 013, in Deutschland unter 01805 313 131 (BZgA) bzw. 06221 42 42 00 (Rauchertelefon des Deutschen Krebsforschungszentrums) und in der Schweiz unter 0848 000 181 (Rauchstoppline Schweiz).

# EINFLUSS DER ERNÄHRUNG BEI MORBUS CROHN

Zu viel oder zu wenig, warme oder kalte, flüssige, breiige oder feste Nahrung? Fett, Zucker, Eiweiß, was ist gut und was ist schlecht? ErnährungswissenschaftlerInnen haben sich über Jahrzehnte nur mit diesen Fragen beschäftigt und sind bei Morbus Crohn auf keinen grünen Zweig gekommen.

Aber Morbus Crohn wird durch Umweltfaktoren ausgelöst. Epidemiologische Studien in Skandinavien zeigen: **Morbus Crohn respektiert politische Grenzen**. So gab es in Schweden der 1960er- und 1970er-Jahre eine deutlich höhere Zahl an Neuerkrankungen als im benachbarten Dänemark. Erst durch eine Öffnung des Binnenmarkts im Rahmen der Europäischen Gemeinschaft hat sich die Zahl der Neuerkrankungen in beiden Ländern angeglichen. Offenbar erlaubte der dänische Protektionismus den Import moderner, industrieller Lebensmittel erst mit dem Anschluss an die EU 1973. Eine ähnliche epidemiologische Beobachtung gibt es im Wirtschaftsgebiet des Warschauer Pakts, wo Morbus Crohn vor der Öffnung des Eisernen Vorhangs praktisch unbekannt war.

## Wie kann moderne Nahrung die Darmbarriere stören?

Nahrung ist komplex und besteht nicht nur aus Kalorien, aus Fett, Zucker und Eiweiß,vielmehr auch aus schwer- oder unverdaulichen Faserstoffen (Ballaststoffen), Mineralstoffen, Vitaminen, Bestandteilen von Gewürzen aller Art (wie Curcumin im Curry) sowie aus Mikroorganismen (wie Hefe im Bier) und deren chemischen Veränderungen durch die Zubereitung. Darüber hinaus enthält moderne Nahrung auch Nahrungsmittelzusatzstoffe (nicht nur E-Nummern), neuartige Lebensmittel (z. B. cholesterinsenkende Phytosterole in Streichfetten), Rückstände aus der Produktion (wie Tierarzneimittel oder Hormone) und Kontaminanten aus der Umwelt oder dem Verarbeitungsprozess (wie Dünge- oder Spritzmittelreste bzw. Unkrautvernichtungsmittel).

**Was kann in unseren Lebensmitteln stecken?**

| Inhaltsstoffe |
|---|
| nativ oder technologisch verändert |
| Lebensmittelzusatzstoffe |

| Rückstände |
|---|
| Stoffe, die während der Produktion von Lebensmitteln bewusst eingesetzt werden, z. B. Tierarzneimittel (z. B. Chloramphenicol in der Krabbenzucht) |

| Kontaminanten |
|---|
| Stoffe, die nicht bewusst eingesetzt werden und durch Umwelt- oder Verarbeitungsprozesse entstehen, z. B. Mykotoxine in Getreide (natürlicher Ursprung), Dioxine (aus dem Verarbeitungsprozess) |

Für die Entstehung von Morbus Crohn sind vor allem jene Nahrungsbestandteile relevant, die

1. die Schleimschicht schwächen,
2. die Barriere stören und
3. die Zusammensetzung oder den Metabolismus der Mikrobiota beeinflussen.

Nahrung, reich an tierischem Fett und Zucker, kann zu einer Reduktion der schleimproduzierenden Darmzellen (Becherzellen) führen. Die Schleimschicht wird dann dünn und brüchig. Außerdem kann moderne Nahrung zu einer veränderten Zusammensetzung der Mikrobiota führen: Es können sich spezielle Stämme vermehren, die den Darmschleim weiter abbauen können, und es kann an kurzkettigen Fettsäuren mangeln, die einen Schutz auf die Darmzellen ausüben. Dort, wo der Schleim fehlt, kann sich der Morbus Crohn verursachende adhärente invasive E. coli (AIEC) an der Darmzelle festsetzen, um sich zu vermehren und eine Entzündungsreaktion auszulösen.

Erst die Einführung westlicher Nahrungsgewohnheiten scheint zum epidemieartigen Ausbruch von Morbus Crohn geführt zu haben.

## Industriell hergestellte Lebensmittel

Unsere Lebensmittel unterliegen strengen Hygieneauflagen. Die Folge ist mehr oder weniger sterile Nahrung und der Verlust an mikrobieller Vielfalt in unserem Darm. Es ist fast unmöglich geworden, heutzutage ein einfaches Lebensmittel (wie zum Beispiel Brot oder Käse) zu bekommen, das es schon vor 100 Jahren in gleicher Zusammensetzung gegeben hat. Industrielle Dünge- und Spritzmittel verändern das Pflanzenwachstum, Futtermittelzusätze die Tierzucht, Produktionsprozesse und Nahrungsmittelzusatzstoffe (E-Nummern) das fertige Lebensmittel. Mit steigendem Verarbeitungsgrad sinkt die Wertigkeit eines Lebensmittels, da durch die verschiedenen Verarbeitungsstufen wichtige Inhaltsstoffe verloren gehen.

**Gesetzlich geregelte Nährwertkennzeichnung pro 100 g bzw. 100 ml**

- Energiegehalt
- Fett
- davon gesättigte Fettsäuren
- Kohlenhydrate
- davon Zucker
- Eiweiß
- Salz

Am Grundnahrungsmittel Brot lassen sich die zeitlichen Veränderungen besonders gut messen. Früher waren es nur Mehl, Wasser und Salz bzw. Sauerteig, aus denen vom lokalen Bäcker unterschiedliche Brotarten gemacht wurden. Heute werden diesen vier Grundlagen bis zu 200 Backzusätze hinzugefügt: Säuerungsmittel machen das Brot länger haltbar. Malzextrakt oder Zuckercouleur machen jedes Weizenbrot dunkel, was „Vollkorn“ oder „Vollwertigkeit“ vortäuschen soll. Auch Emulgatoren oder Molkepulver sind Teil der Backmischung. Die Teigherstellung und der Backvorgang wurden vor etwa 20 Jahren entkoppelt. Mit geringen Kosten lassen sich Teiglinge ohne Handarbeit in Billigproduktionsländern fertigen, vorbacken, tiefkühlen, lagern und transportieren. Das Besondere am industriell gefertigten Brot: Fast kein Zusatzstoff ist für VerbraucherInnen erkennbar markiert.

Gesundes Brot beginnt beim Mehl. Mehl ist ein Pulver, das durch Vermahlung aus Getreidekörnern (z. B. Weizen, Dinkel, Roggen) entsteht. Je feiner das Mehl ist, desto leichter gelingt die Aufschließung durch Verdauungssäfte. Die im fein gemahlenen Mehl enthaltenen Zucker und Eiweißstoffe können schneller zerlegt werden, sodass feines Mehl fast vollständig in den Körper aufgenommen werden kann. Im Dickdarm kommt davon praktisch nichts mehr an, denn die komplexen, nicht aufschließbaren Kohlenhydrate (Ballaststoffe) aus der Schale sind im Mahlprozess größtenteils entfernt worden, ebenso wie die Fette bzw. ungesättigten Fettsäuren aus dem Keimling. Die Folge der Optimierung von Backeigenschaften ist auch ein höherer Glutengehalt.

## Getreideeiweiß (Gluten)

Weizen, Dinkel, Roggen, Gerste und Hafer enthalten Gluten. Das ist ein Eiweißbestandteil, der für die Verdauung **problematisch** sein kann. Gluten erzeugt bei etwa einer von 200 Personen eine Immunreaktion im Darm, die zur Schädigung der Dünndarmzotten führt. Dieses Krankheitsbild wird als **Zöliakie**, selten auch als einheimische Sprue bezeichnet und lässt sich mittels Antikörpersuchtest im Blut nachweisen. Ein hoher Glutengehalt in Nahrungsmitteln verursacht auch eine Beeinträchtigung der Barrierefunktion des Darms. Die leichte Freisetzung von Gluten durch chemisch veränderte und feinstgemahlene Mehle ist einer der Gründe für die Zunahme an PatientInnen mit **Glutensensitivität**, einer von wiederkehrendem Durchfall oder Verstopfung und Bauchschmerzen geprägten Erkrankung ohne das typische Bild der Zöliakie. Es können aber auch zahlreiche andere Symptome wie z.B. chronische Müdigkeit, Schilddrüsenstörungen, Depressionen oder chronische Atemwegserkrankungen auftreten. Mittlerweile wird die Anzahl der glutensensitiven Personen in Europa auf 10–15 % geschätzt. Glutenfreie Ernährung ist auch eine der Diätempfehlungen bei Reizdarmsyndrom. Viele SpezialistInnen empfehlen glutenfreie Kost auch bei Morbus Crohn.

## Problematische Lebensmittelzusatzstoffe

Die Lebensmittelindustrie ist nicht auf Backwaren beschränkt, sondern greift in alle Aspekte unserer Ernährung ein. Was wir täglich in uns als Nahrung aufnehmen, hat sich in den letzten 70 Jahren mehr verändert als in den zehntausend Jahren davor. Die meisten unserer Nahrungsmittel enthalten heute Lebensmittelzusatzstoffe.

Eigentlich ist es erstaunlich, dass die meisten von uns diese Flut an Chemie in der Nahrung vertragen. Derzeit sind in der Europäischen Union mehrere hundert verschiedene Lebensmittelzusatzstoffe erlaubt.

An der Medizinischen Universität Wien betreibt meine Forschungsgruppe Untersuchungen über die Verträglichkeit von Eisenverbindungen bei chronisch entzündlichen Darmerkrankungen. Im Rahmen dieser untersuchten wir vier verschiedene Eisenverbindungen in Bezug auf Darmentzündung und Darmkrebs.

**Eisen-Natrium-EDTA** (Ethylendiamintetraessigsäure) wird in der Lebensmittelindustrie als Eisenzugabe verwendet. In unseren Versuchen verhinderte Eisen-Natrium-EDTA das Abheilen einer akuten Darmentzündung. Die daraus resultierende chronische Darmentzündung führte bei den Versuchstieren zur Entstehung von Darmkrebs. Eisen-Natrium-EDTA ist in der EU als „neuartiges Lebensmittel" zugelassen. Als solches wird es nicht auf Verpackungen deklariert, ist aber Bestandteil diverser Nahrungsmittel und Getränke. Eine Liste dieser Nahrungsmittel gibt es nicht. In einigen Ländern wird es Mehl zugesetzt, in anderen als Zusatz von Fischsauce, Sojasauce und Biskuit verwendet. Eisen-Natrium-EDTA ist wahrscheinlich nur die Spitze eines Eisberges. Weitere EDTA-Verbindungen (z. B. **Kalziumnatrium-EDTA, E385**) sind ebenfalls vielen Lebensmitteln zugesetzt und haben dieselben entzündungs- und krebsfördernden Effekte.

**Technologische Verwendungszwecke von Lebensmittelzusatzstoffen in der EU**

| | |
|---|---|
| Antioxidationsmittel | Säure, Säuerungsmittel |
| Backtriebmittel | Säureregulatoren |
| Emulgatoren | Schaumbildner |
| Farbstabilisatoren | Schaumverhüter |
| Farbstoffe | Schmelzsalz |
| Feuchthaltemittel | Stabilisatoren |
| Geliermittel | Süßungsmittel |
| Geschmacksverstärker | Trägerstoffe, Füllstoffe, Trennmittel |
| Komplexbildner | Treibgas, Schutzgas |
| Konservierungsstoffe | Überzugsmittel |
| Mehlbehandlungsmittel | Verdickungsmittel |
| Mineralstoffe | vitaminwirksame Stoffe |

## Morbus Crohn als Folge der industriellen Lebensmittelrevolution?

Morbus Crohn wird als eine der modernen Zivilisationskrankheiten gehandelt. Schädigende Umwelteinflüsse haben dazu geführt, dass die Erkrankungshäufigkeit in der modernen Gesellschaft von Jahr zu Jahr zunimmt. Vor knapp 90 Jahren wurde die Erkrankung im von der Prohibition geprägten New York der Zwischenkriegszeit erstbeschrieben. Mit heutigem Wissen ist nicht genau nachzuweisen, ob es Morbus Crohn im 19. Jahrhundert oder sogar schon davor gab, wir wissen aber, dass die Erkrankungshäufigkeit seit den 1960er-Jahren stetig zunimmt.

Epidemiologische Studien der letzten 50 Jahre haben gezeigt, dass die Crohn-Krankheit parallel zum Wohlstand und Grad der Industrialisierung zunimmt. Während im New York der Prohibition zumeist die wohlhabende Bevölkerungsschicht betroffen war, sind es heutzutage zunehmend sozial schwächere Schichten und Migranten.

**Jährliche Neuerkrankungen von Morbus Crohn auf eine Million Einwohner in unterschiedlichen amerikanischen und europäischen Regionen**

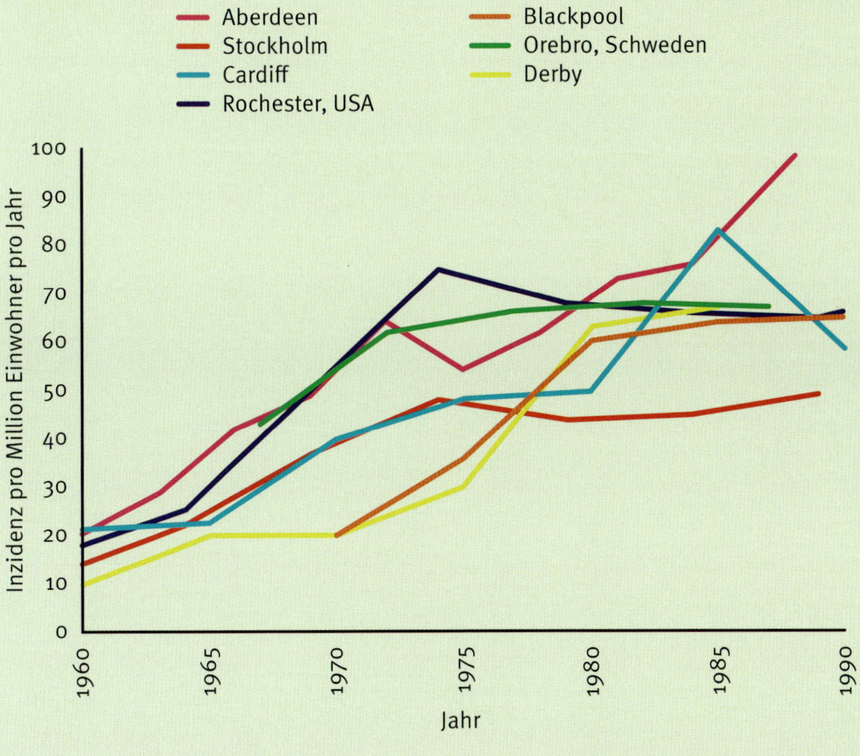

In den 1990er-Jahren, nach der Öffnung des Eisernen Vorhangs, sprach man vom West-Ost-Gradient: Morbus Crohn war praktisch unbekannt im ehemals kommunistischen Osteuropa. Ärzte hatten zwar von der Erkrankung gelesen oder gehört, aber PatientInnen fanden sich zwischen Budapest und Moskau kaum. Es dauerte jedoch nicht lange, bis die Öffnung zum Westen auch jene Krankheiten mit sich brachte, die man zuvor kaum gekannt hatte. Aktuell ist die Anzahl der Neuerkrankungen an Morbus Crohn in Tschechien, der Slowakei und Ungarn nicht anders als in der restlichen EU. Nur in den USA, in Kanada und Australien kommt diese Darmkrankheit noch häufiger vor.

# ERNÄHRUNGSEMPFEHLUNGEN BEI MORBUS CROHN

Nahrung ist für alles Leben von zentraler Bedeutung. „Lasst unsere Nahrung so natürlich wie möglich.“ – das bekannte Zitat von Dr. Otto Max Brucker, einem deutschen Arzt und Ernährungspionier, bringt es auf den Punkt. Frische und natürliche Lebensmittel liefern dem Körper wichtige Nährstoffe, ohne ihn mit potenziell schädlichen Hilfsstoffen wie Farb-, Aroma-, Geruchs-, Geschmacksstoffen und Konservierungsmitteln zu belasten. Aber unser Lebensstil, Werbung und Bequemlichkeit führen dazu, dass wir häufig nur mehr sehr stark bearbeitete und chemisch belastete Produkte zu uns nehmen.
Im Internet und in zahlreichen Büchern findet man die unterschiedlichsten Empfehlungen bezüglich Diät- und Kostformen, die gegen Morbus Crohn helfen sollen. Eines haben alle Diäten gemeinsam: Sie führen zu besserem Wohlbefinden, denn ein Mensch, der auf bestimmte Lebensmittel verzichtet und sich bewusst ernährt, ist zufriedener. Diäten haben auch einen ausgeprägten Placeboeffekt. Da es bis heute leider keine großen multizentrischen Studien gibt, konnte die Wirkung bestimmter Diäten bei Morbus Crohn noch nicht wissenschaftlich bewiesen werden. Außerdem muss das subjektive Wohlbefinden bei Morbus Crohn nicht automatisch mit einem abgeheilten Darm einhergehen.
Die im nächsten Kapitel beschriebene Untersuchung an der Medizinischen Universität Wien war wahrscheinlich die erste und einzige, die den Effekt einer **streng biologischen Diät („Super-Bio-Diät“)** ohne industrielle Verarbeitung oder Lebensmittelzusatzstoffe auf den aktuellen Zustand der Darmwand mittels Endoskopie, Ultraschall oder MRI bei PatientInnen getestet hat. Es konnte dabei gezeigt werden, dass die Entzündungen der Darmwand unter dieser Diät weitgehend zurückgingen bzw. ganz abheilten.
Die meisten anderen Ergebnisse von diätischen Empfehlungen bei Morbus Crohn sind weniger schlüssig. Viele diätische Empfehlungen haben aber eines gemeinsam: Durch

strikte Aufmerksamkeit kommt es automatisch zum Weglassen von ungünstigen Lebensmittelbestandteilen (zu viel Zucker, Lebensmittelzusatzstoffe, Produktionsrückstände etc.).
Der beste und einzig realistische Schutz vor unerwünschten Lebensmittelinhaltsstoffen ist, möglichst regelmäßig mit frischer Bioware oder Produkten aus dem eigenen Garten selber zu kochen. Natürlich beinhaltet diese Empfehlung vor allem saisonale und regionale Produkte. Der wesentlichste Aspekt einer solchen Ernährungsweise ist also die **Naturbelassenheit**. Das heißt in der Regel: Brot selbst backen, zum Beispiel aus Dinkelvollkornmehl. Für Ware vom Bauernhof gilt, dass auch kein künstlicher Dünger und keine chemischen Spritzmittel verwendet werden dürfen. Ideal wäre eine Nahrungsqualität wie vor 1820, die ganz ohne industrielle Chemie auskommt.

## Streng biologische Ernährung („Super-Bio-Diät")

Die Grundlage für die Empfehlung, einer streng chemiefreien und natürlichen Ernährung zu folgen, ist die Erkenntnis, dass Morbus Crohn eine Zivilisationskrankheit ist, die es vor 150 Jahren vermutlich nicht gegeben hat. In dieser Zeit hat sich die menschliche Ernährung massiv verändert. Es sind nicht nur neue Nahrungsmittel (wie Rohr- und Rübenzucker) entdeckt worden, sondern es haben sich auch neue Zubereitungsverfahren und vor allem chemische Zutaten in der Ernährung verbreitet.

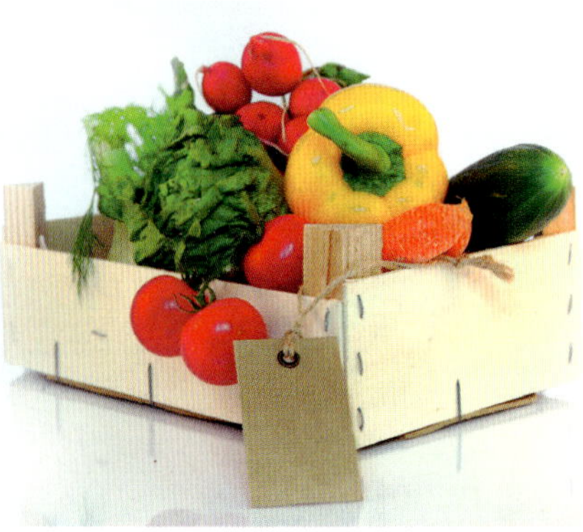

Weiters wissen wir, dass exklusive Sonden- oder Trinknahrung ebenso wie exklusive Ernährung über die Vene zum Abheilen des Darms führt. All diese Hinweise lassen darauf schließen, dass eine **streng biologische Ernährung** anstelle der ausschließlichen Sonden- und Trinknahrung ebenfalls zum Abheilen des Darms führen kann.
In unserer klinischen Studie an der Medizinischen Universität Wien gingen wir dieser Hypothese näher auf den Grund. Wir behandelten einige Morbus-Crohn-

PatientInnen mit einer speziellen Diät, in der wir alle potenziellen Umweltfaktoren, die durch den Mund aufgenommen werden können, ausschlossen. Wir versuchten dabei, den PatientInnen eine Nahrungsqualität von vor der industriellen Nahrungsmittelrevolution, also von vor 1820, anzubieten. Das stellte sich als überaus schwierig heraus. Den PatientInnen war für sechs Wochen erlaubt, ausschließlich Folgendes zu konsumieren:

- Leitungswasser
- ungesüßter Bio-Tee (Demeter Bioqualität)
- Bio-Dinkelvollkornbrot (s. Rezept „Dinkelbrot mit Backferment nach Kaschik", S. 85)
- Biobutter (strenge Bioqualität)
- Rapsöl (strenge Bioqualität)
- rotes Fleisch aus biologischer Landwirtschaft (Demeter Bioqualität): Lamm, Ziege, Schwein und Rind
- Steinsalz (ohne Zusätze oder Rieselhilfe), Gewürze (strenge Bioqualität)

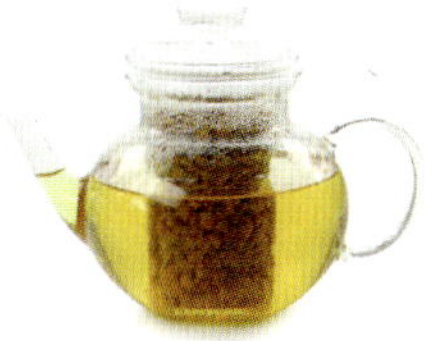

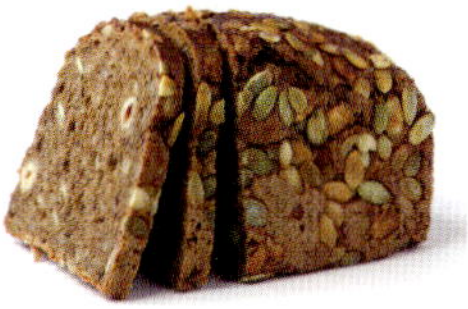

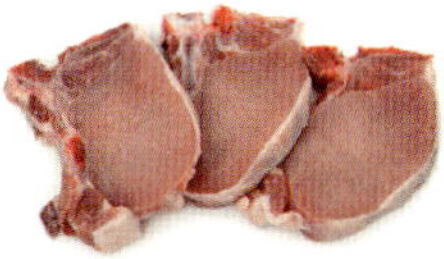

Teller, Gläser, Besteck und Töpfe mussten mit Wasser extra gespült werden, um mögliche Spülmittelreste zu entfernen. Zahnpasta sollte durch Natronpasta (Salz der Kohlensäure) ersetzt und penibel ausspuckt werden.

Die Möglichkeiten der Fleischzubereitung bestanden aus Braten, Kochen, Dämpfen oder sanftem Grillen. Kartoffeln, Reis, Obst und Gemüse sowie weißes Fleisch (Huhn, Pute) waren in dieser strengen Phase verboten. Brot wurde entweder mit wenig Butter, mit Fleisch oder mit Bratensaft/-schmalz gegessen. Das Brot konnte im Kühlschrank oder Tiefkühlschrank aufbewahrt werden, denn ohne Konservierungsstoffe kann es speziell in der warmen Jahreszeit leichter zu Schimmelbildung kommen. Es konnte auch getoastet werden.

**Tipps zur Umsetzung**

- Leitungswasser kann mit $CO_2$-Sprudler zu Sodawasser aufgebessert werden.
- Mit frisch gepresstem Zitronensaft (aus streng biologischem Anbau) kann dem Wasser Geschmack gegeben werden.
- Ungezuckerte Kräutertees (ebenfalls aus streng biologischem Anbau) sind erlaubt.
- Es empfiehlt sich, aus Fleisch einen Braten zu machen (z. B. Roastbeef). Dieser kann erst warm und in den nächsten Tagen als kalter Brotaufschnitt gegessen werden.
- Aus dem Braten kann man einen Fleischaufstrich zubereiten.
- Für den Arbeitstag kann man eine Kanne Tee und belegte Brote mitnehmen.
- Öl kann man mit getoastetem Brot tunken.
- Beim Brotbacken kann man die Menge an Brotgewürz und Salz geschmacklich variieren.

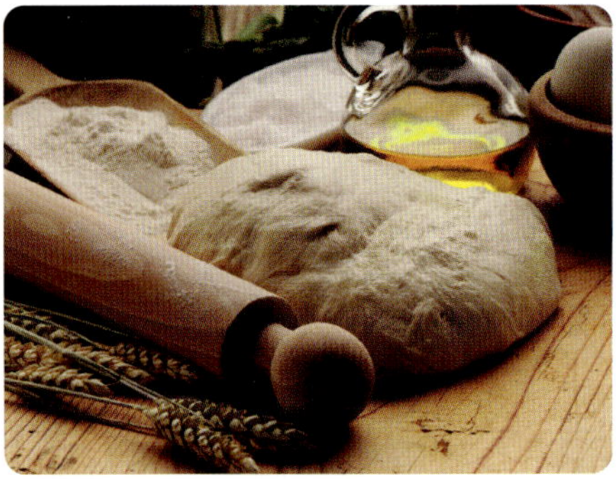

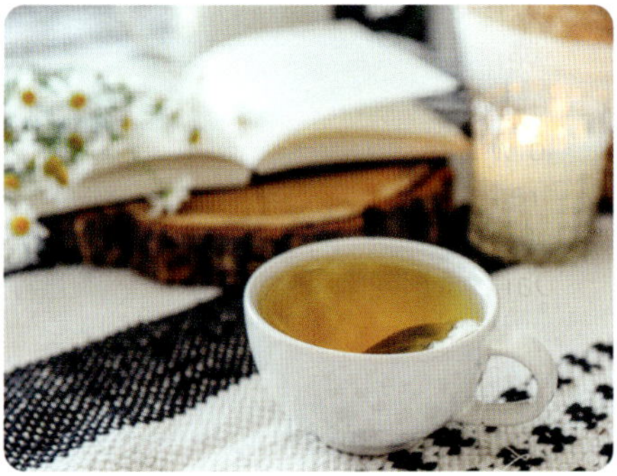

Die PatientInnen wurden mittels Darmsonografie, Magnetresonanz oder Koloskopie (je nach Erkrankungsmuster) nachuntersucht. Nach nur vier bis sechs Wochen zeigten acht von zehn PatientInnen eine deutliche Verbesserung der Darmentzündung. In der Kontrollgruppe ohne Diät war es nur bei einem von acht PatientInnen zu einer Verbesserung gekommen. Dieser Patient hatte gleichzeitig mit dem Rauchen aufgehört. Diese Studie weist darauf hin, dass die Entzündungsreaktion im Darm bei Morbus Crohn durch moderne Substanzen hervorgerufen werden könnte, die wir täglich über den Mund zu uns nehmen.

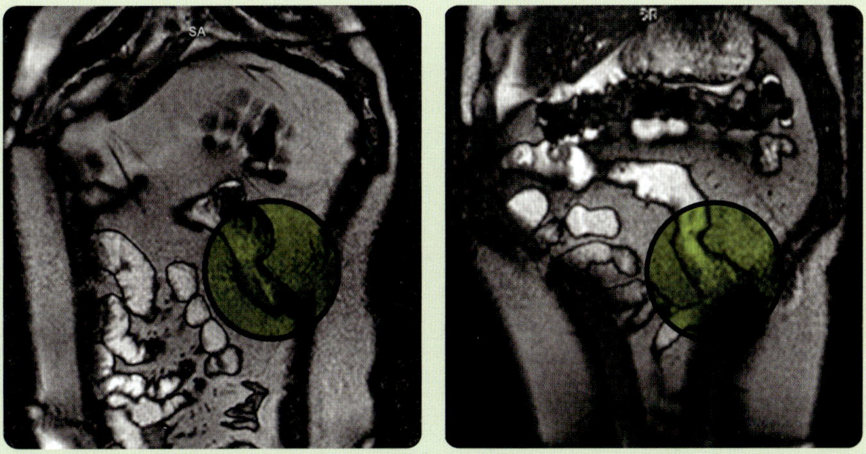


MRI-Bilder des Dünndarms bei Morbus Crohn: Dünndarmentzündung vor (links) und nach (rechts) sechs Wochen strenger biologischer Diät

Innerhalb von vier bis sechs Wochen kam es bei 80 % der PatientInnen ähnlich wie bei Sonden- oder Trinknahrung zur Abheilung der entzündlichen Crohn-Veränderungen. Und wenn der Darm heilt, werden die Symptome oft auch besser. Wichtig ist jedoch: Eine solche strenge Diät, genauso wie Sonden- oder Trinknahrung, sollte immer von **erfahrenen ÄrztInnen oder ErnährungsberaterInnen** begleitet werden. Insbesondere sollte das Ansprechen mittels Darmsonografie, MRI, Blut- oder Stuhltests (z. B. Calprotectin) verfolgt werden.

Das Geheimnis des Erfolgs liegt in der Möglichkeit, die Qualität der Lebensmittel zu kontrollieren. In der Studie an der Medizinischen Universität Wien wurden möglichst nur Lebensmittel mit Demeter-Gütesiegel und das Brot einer bestimmten Bäckerei* verwendet. Wir nehmen an, dass die besondere Wirkung dieser Diät nicht auf die Zusammenstellung der einzelnen Nahrungsmittel zurückzuführen ist, sondern auf deren Natürlichkeit und den Ausschluss toxischer Nahrungsbestandteile. Bei wenigen Lebensmitteln kann naturgemäß eine gute Nahrungsqualität leichter gewährleistet werden.

* Die Fa. Kaschik Wien hat mittlerweile ihr Geschäft geschlossen, das Brotrezept aber diesem Buch zur Verfügung gestellt.

## Die Erhaltungsphase

Nach der strengen Studienphase wurden die PatientInnen auf eine Super-Bio-Diät umgestellt. Das heißt, die Einschränkungen wurden schrittweise aufgehoben mit der Ausnahme, dass alles, was über den Mund aufgenommen wurde, möglichst ohne chemische Zusätze und unverarbeitet war. Nach einem halben Jahr war der gute Darmzustand bei all jenen erhalten geblieben, die sich nach dieser Vorgabe ernährten.

Die Diätempfehlungen der Super-Bio-Diät in diesem Buch beruhen auf den Erkenntnissen dieser Studie.

Im Anschluss an die strenge Phase, kann mit der schrittweisen Umstellung auf ein breiteres Lebensmittelangebot begonnen werden. Denn die Beschränkung auf Wasser, Brot und Fleisch ist nicht lange durchzuhalten und natürlich viel zu einseitig. Der Erfolg der Erhaltungsphase hängt wiederum von der natürlichen Herkunft der Nahrungsmittel ab. Erlaubt sind nun prinzipiell alle Lebensmittel garantiert natürlichen Ursprungs, typischerweise also aus der Region mit biologischem Gütesiegel, saisonales Obst und Gemüse, Milchprodukte inklusive Käse, kleine Mengen Honig sowie selten Bier und Wein.

## Was ist gut für mich? Welche Produkte soll ich verzehren?

**Beispiele für eine möglichst naturnahe Ernährungsweise**

| **Empfehlenswert:** **frische biologische Lebensmittel und daraus zubereitete Speisen und Getränke** | **Ungünstig:** **industriell verarbeitete Lebensmittel** |
|---|---|
| Leitungswasser, Mineralwasser, Bio-Kräutertees | Mineralwasser mit Geschmack, Wellnesslimos, Cola und Energydrinks |
| Bio-Kaffee aus Espresso- oder Filtermaschine | Kaffee aus Pads oder Kapseln |
| kleine Mengen Bier und Wein | Alkopops und Schnäpse |

| | |
|---|---|
| selbst zusammengestellte Müslimischungen mit Bio-Getreideflocken, Bio-Nüssen, Bio-Samen und frischen Bio-Früchten | Müslifertigmischungen |
| Bio-Naturjoghurt oder -Topfencremes (mit frischen Bio-Früchten oder selbst zubereiteter Marmelade) | Frucht- oder Trinkjoghurts |
| kleine Mengen Bio-Honig und Bio-Ahornsirup | Zucker, Süßstoffe, Zuckeralkohole und Zuckeraustauschstoffe jeder Art |
| Bio-Käse | Scheibletten- und Schmelzkäse |
| Bio-Schinken und -Wurst | vegane Wurstprodukte |
| selbst zubereitete Aufstriche | Fertigaufstriche |
| selbst zubereitete Salatmarinaden (aus Bio-Essig, Bio-Öl, Bio-Joghurt, Bio-Kräutern, Salz, Bio-Gewürzen) | fertige Salatdressings<br>Senf, Ketchup<br>künstliche Aromen |
| selbst zubereitete Suppen mit Steinsalz (ohne Zusätze) und diversen Bio-Gemüsesorten | fertige Suppen, Suppenpulver oder Suppenwürfel |
| selbst zubereitete Soßen und Fleischmarinaden | Fertigsoßen und -marinaden |
| Bio-Kräuter und Bio-Gewürze | Gewürzmischungen mit Aromen und Geschmacksverstärkern |
| Bio-Dinkelteigwaren mit selbst zubereiteter Soße | fertige Nudelgerichte, die nur mit Wasser erhitzt werden müssen |
| selbst gemachte Pizza | Fertigpizza |
| Butter und hochwertige Pflanzenöle | Margarine, Palmfett |
| selbst gebackene, zuckerreduzierte Mehlspeisen mit Butter oder Rapsöl | Naschereien, Süßigkeiten und Fertigmehlspeisen |
| selbst gebackenes Brot und Gebäck, Bio-(Dinkel-)Brot und -Gebäck | Brot und Gebäck aus dem Supermarkt |

## Woran erkennt man BIO?

Als biologische Lebensmittel werden Lebensmittel aus ökologischer Landwirtschaft bezeichnet, die nach strengen gesetzlichen Richtlinien hergestellt werden. Der Begriff „Bio“ ist durch die EU-Verordnungen 834/2007 und 889/2008 gesetzlich geschützt und regelt Pflanzenbau, Tierhaltung, Verarbeitung, Handel und die Kennzeichnung für Bio-Lebensmittel. Erzeuger und Verarbeiter von Bio-Lebensmitteln müssen diese gesetzlichen Verordnungen einhalten und oftmals noch weit strengere Verbandsrichtlinien erfüllen (z. B. BIO AUSTRIA, Demeter ...).

Jedes Bio-Produkt ist am „Bio-Hinweis“ und an der „Bio-Kontrollstelle“ erkennbar. Die Kontrollstellen-Nummern auf ökologisch erzeugten Produkten sind seit dem 1. Januar 2011 in der EU nach einem einheitlichen System aufgebaut. Die Länder verfügen über ein jeweiliges Kürzel: etwa DE für Deutschland, AT für Österreich.

Der Kontrollstellen-Code der Austria Bio Garantie GmbH (AT-BIO-301) setzt sich z. B. wie folgt zusammen:

AT = Österreich
BIO = biologisch
301 = Kontrollstelle Austria Bio Garantie GmbH

Der Herkunftshinweis wird unmittelbar unter dem Kontrollstellen-Code angeführt: z. B. „Österreichische Landwirtschaft“ oder „EU-Landwirtschaft“.

AT-BIO-301
Österreich-Landwirtschaft

**Europäisches Bio-Siegel:**

Seit 1. Juli 2010 muss auf Bio-Produkten das neue Europäische Bio-Siegel verwendet werden. Es kennzeichnet Lebensmittel aus kontrolliert biologischer Landwirtschaft und garantiert, dass:

- mindestens 95 % der Inhaltsstoffe landwirtschaftlicher Herkunft biologisch produziert wurden.
- die Lebensmittel nicht bestrahlt wurden.
- keine chemisch-synthetischen Pflanzenschutzmittel oder leicht lösliche, mineralische Dünger verwendet wurden.
- konventionelles Saatgut und konventionelle Jungpflanzen nur in Ausnahmefällen, z. B. Übergangszeiträumen, erlaubt sind.

- die Tierhaltung hinsichtlich Belüftung, Platz, Komfortbedarf und Lichtanspruch artgerecht ist.
- die Fütterung mit ökologisch produzierten Futtermitteln ohne Zusatz von Antibiotika und Leistungsförderern erfolgt.
- kranke Tiere vorzugsweise mit pflanzlichen oder homöopathischen Arzneimitteln behandelt werden.
- hormonelle Behandlungen zur Wachstums-/Reproduktionsförderung untersagt sind.
- die Fütterung mit Tiermehl verboten ist.
- die Überdüngung von Boden und Gewässern durch feste und flüssige tierische Ausscheidungen vermieden wird.

**AMA-Biosiegel (mit Ursprungsangabe):**
Das Zeichen basiert auf den Anforderungen der EU-Bio-Verordnung. Darüber hinaus gelten strengere Richtlinien für die Hygienestandards bei Frischfleisch sowie verschärfte Qualitätskriterien bei Backwaren und Milchprodukten.

**BIO AUSTRIA:**
BIO AUSTRIA ist ein Zusammenschluss österreichischer BiobäuerInnen und vereinigt die österreichischen Bioverbände. Das Verbandslogo befindet sich vorwiegend auf Produkten von bäuerlichen Bio-ProduzentInnen. Die Produkte entsprechen der EU-Bio-Verordnung sowie den Bio-Richtlinien des Österreichischen Lebensmittelbuches. Zusätzlich gelten die Richtlinien des Vereins BIO AUSTRIA, dessen Anforderungen hinsichtlich Düngung, Tierhaltung, Futtermitteln und Verarbeitung weit über die EU-Bio-Verordnung hinausgehen.

**Austria Bio Garantie:**
Die Austria Bio Garantie ist eine zugelassene Kontrollstelle für biologisch produzierte Lebensmittel. Das Siegel erfüllt die EU-Bio-Verordnung und wird jährlich überprüft.

**Deutsches Bio-Siegel:**
Das staatliche Bio-Zeichen für Deutschland kennzeichnet Produkte aus kontrolliert biologischer Landwirtschaft. Die Vergabe des Bio-Siegels richtet sich ebenfalls nach den Kriterien der EU-Verordnung.

**Demeter:**
Demeter ist ein internationaler Bio-Verband, der unter geschütztem Siegel biologisch-dynamisch erzeugte Produkte verkauft. Am Markt findet man Lebensmittel, Kosmetika, Modeartikel usw. Demeter bezieht sich nicht nur auf die Kriterien der EU-Verordnung, sondern basiert darüber hinaus auf der anthroposophischen Idee des Österreichers Rudolf Steiner. Im Mittelpunkt stehen dabei die Förderung eines gesunden Zusammenspiels von Menschen, Tieren, Pflanzen, Erde und Kosmos. Biologisch-dynamisch bedeutet den kompletten Verzicht auf chemisch-synthetische Düngemittel und Pestizide, einen standortgemäßen Fruchtwechsel und eine wesensgemäße Tierhaltung und -fütterung. Demeter-Bauern müssen zur Landwirtschaft auch einen Tierstall betreiben, denn die Felder werden durch eigenen Kuhmist gedüngt und Tierfutter wird selber angebaut. Das Demeter-Prinzip spiegelt eine der strengsten biologisch natürlichen Nahrungsmittelqualitäten wider.

**Bio-Marken der Supermärkte:**
Viele Supermärkte führen Bio-Eigenmarken, die als Mindeststandard ebenfalls der EU-Verordnung entsprechen. Einige Beispiele:

**ja! Natürlich:**
Das Zeichen basiert auf den Anforderungen der EU-Bio-Verordnung und den BIO-AUSTRIA-Richtlinien.

**SPAR Natur pur:**
Es gelten die EU-Bio-Verordnung und die Bio-Richtlinien des Österreichischen Lebensmittelbuches. Darüber hinaus gibt es z. B. strengere Grenzwerte, spezielle Anforderungen hinsichtlich Nachhaltigkeit und Umweltschutz sowie stärkere Einschränkungen bei Pflanzen- und Lagerschutzmitteln.

**Zurück zum Ursprung:**
Die Handelsmarke Zurück zum Ursprung kennzeichnet österreichische Lebensmittel aus kontrolliert biologischer Landwirtschaft. Die Kennzeichnung beruht auf den Anforderungen der EU-Bio-Verordnung sowie der Bio-Richtlinien des Österreichischen Lebensmittelbuches.

**NATUR aktiv:**
Die Kennzeichnung beruht auf der EU-Bio-Verordnung sowie bei Lebensmitteln aus Österreich auf den Bio-Richtlinien des Österreichischen Lebensmittelbuches.

**ECHT B!O:**
Die Kennzeichnung beruht auf der EU-Bio-Verordnung sowie den Bio-Richtlinien des Österreichischen Lebensmittelbuches. Einschränkungen gibt es bei den zugelassenen Pflanzenschutzmitteln. Auf eingeflogene Ware wird bei der Marke verzichtet.

**BIOTREND:**
Unter der Marke BIOTREND wird ein Sortiment von Artikeln zusammengefasst, die mit dem deutschen Bio-Siegel ausgezeichnet sind.

Darüber hinaus gibt es noch zahlreiche weitere Bio-Siegel und Bio-Marken, die jedoch allesamt der EU-Verordnung unterliegen und sich grundsätzlich nur marginal in einzelnen Unterpunkten unterscheiden.

## Andere spezielle Diäten

Auch andere spezielle Ernährungsmaßnahmen, die in den USA weitverbreitet sind, stellen Kostformen mit drastischen Einschränkungen dar. Je drastischer sie sind, desto effektiver scheinen die Maßnahmen zu sein.

### Spezielle Kohlenhydrat-Diät

Entwickelt wurde die Spezielle Kohlenhydrat-Diät von Elaine Gottschall, deren Tochter an Colitis ulzerosa leidet und die aus ihrer persönlichen Erfahrung diese Kostform in ihrem Buch „Breaking the vicious circle“ empfiehlt. Dabei werden Zucker und fast alle rasch resorbierbaren Kohlenhydrate ganz strikt vermieden. Die Idee dahinter: Kohlenhydrate werden von den Darmbakterien und Pilzen verstoffwechselt. Werden diese nicht mehr bzw. nur mehr in sehr kleinen Mengen zugeführt, dann kann man damit die Darmkeime verändern. Dies kann Symptome wie z. B. Durchfall, Blähungen oder starkes Völlegefühl reduzieren. Grundsätzlich sollten bei einer gesunden Verdauung die rasch resorbierbaren Kohlenhydrate schon in den oberen

Dünndarmabschnitten aufgenommen werden und deshalb erst gar nicht den Bakterien zur Verfügung stehen.

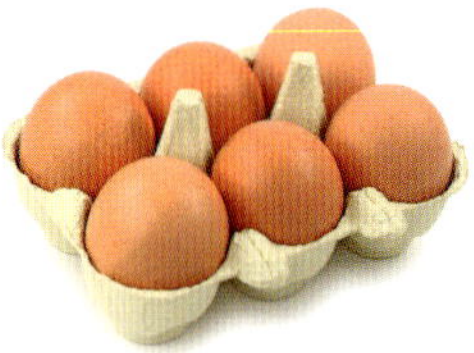

Diese Kostform unterscheidet sich wesentlich von unserer traditionellen Ernährung, da folgende Kohlenhydrate inklusive Gluten (Eiweiß aus Weizen, Roggen, Gerste und Hafer) **weggelassen werden:**

1. Einfachzucker: Traubenzucker (Obst, Fruchtsäfte, Limonaden), Fruchtzucker (Obst und Gemüse), Schleimzucker (Milch)
2. Zweifachzucker: Milchzucker, Rübenzucker (Süßigkeiten und Mehlspeisen), Malzzucker
3. Mehrfachzucker: Stärke (Brot, Nudeln, Knödel, Kartoffeln)
4. Milch sowie Milchprodukte

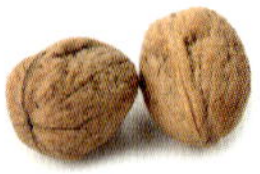

Der Energiebedarf wird gedeckt über:

- Fleisch
- Fisch
- Eier
- ausschließlich selbst gemachten Joghurt
- Nüsse
- Gemüse
- kleine Mengen Obst
- Hülsenfrüchte
- hochwertige Öle

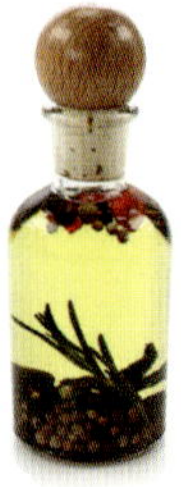

Da diese Kostform „low carb, high protein and high fat“ auch z. B. für die Gewichtsreduktion populär wurde, findet man Rezepte in zahlreichen Büchern sowie im Internet.

Durch diese diätische Einschränkung werden fast alle industriell hergestellten Nahrungsmittel vermieden, da sehr viele von ihnen Zucker oder Zuckerersatzstoffe beinhalten. Auch auf „Industriebrot“ wird verzichtet. Es ist sehr gut vorstellbar, dass der Effekt dieser Kostform (ebenso wie bei der Super-Bio-Diät) über die Meidung von Zusatzstoffen und industriellen Fertigungsverfahren läuft. Darauf deutet insbesondere der selbst gemachte Joghurt hin.

## Mikronährstoffe

### Welche Mikronährstoffe sind besonders wichtig und wo kommen sie vor?

Unser Körper braucht nicht nur die Hauptnährstoffe Eiweiß, Fett und Kohlenhydrate, sondern ist ganz wesentlich auch auf die Mikronährstoffe angewiesen. Sie erfüllen zahlreiche Funktionen. Generell sollte immer versucht werden, diese **über natürliche Lebensmittel zuzuführen**. Grundsätzlich wird nicht zu Nahrungsergänzungsmitteln geraten. In seltenen Fällen, z.B. bei Nahrungsmittelunverträglichkeiten, großem Verlust (Durchfall, Erbrechen, Fisteln), Aufnahmestörungen aus dem Darm (Operationen) oder bei besonders hohem Bedarf (medikamentöse Therapie), können Supplemente oder Nahrungsmittelergänzungen sinnvoll sein.

Trinknahrungen sind bewusst mit Mikronährstoffen angereichert. Meist deckt man mit drei Päckchen/Fläschchen den theoretischen Tagesbedarf einer gesunden Person. Frei verkäufliche Nahrungsergänzungsmittel können auch darmschädigende Zusatzstoffe enthalten (z.B. Aluminiumsalze, Farbstoffe ...). Lassen Sie sich deshalb diesbezüglich immer von Ihrer Ernährungsfachkraft beraten.

Einer der häufigsten Mangelzustände bezieht sich auf Eisen. Zumindest jeder zweite Patient mit Morbus Crohn ist von Eisenmangel betroffen. Bei Morbus Crohn sollten Sie aber bei „Eisentabletten“ vorsichtig sein, da der Körper nur einen kleinen Teil davon aufnimmt, während der Rest den Darm reizen und die Entzündung fördern kann. Eisen kann zum Glück auch als Infusion gegeben werden. Eiseninfusionen gelangen zu 100 % in den Körper und schaffen gute Abhilfe. Wertvolle Tipps und Hinweise, wie Sie durch Ernährung Ihre Eisenzufuhr und -aufnahme optimieren können, finden Sie auch in einem anderen Buch dieser Reihe (Gasche/Weiß: „Ernährung bei Eisenmangel“).

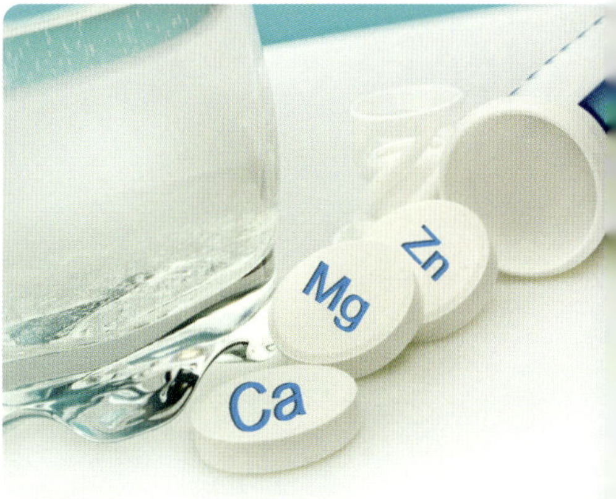

## Mikronährstoffe, ihre Funktion im Körper und ihr Vorkommen

| Nährstoff | wichtig z. B. für | enthalten z. B. in |
|---|---|---|
| **Kalium** | Zellmembran, Zellwachstum, Blutdruck, Säuren-Basen-Gleichgewicht | Obst (besonders kaliumreich sind getrocknete Aprikosen/Marillen), Pistazien, Tomatenmark, weiße Bohnen, Kartoffeln, Orangensaft |
| **Kalzium** | starke Knochen und Zähne, Blutgerinnung, Muskulatur, Darmbarriere | Milch und Milchprodukte, Mohn, Nüsse, Grünkohl, Chinakohl, Rucola, Brokkoli |
| **Magnesium** | Aktivator zahlreicher Enzyme, Muskulatur | Vollkornprodukte, Mineralwasser, Geflügel, Fisch, Kürbis- und Sonnenblumenkerne, Mandeln, Cashewkerne, Kartoffeln, (Bitter-)Schokolade, grünes Gemüse, Beerenobst |
| **Zink** | Immunsystem, Antioxidans | rote Fleischsorten, (Hart-)Käse, Wal- und Pekannüsse, Weizenkeime, Linsen |
| **Eisen** | Sauerstofftransport, Energiestoffwechsel, Hirnfunktionen, Haare, Nägel | Fleisch, Fisch, Vollkornprodukte, Hülsenfrüchte, Spinat, Erbsen |
| **Selen** | Antioxidans | Kokosnuss, Sesam, Fisch, Steinpilze |
| **Vitamin A** | Beteiligung am Sehvorgang, Infektionsabwehr | Rinder-, Schweine- und Hühnerleber, Eigelb, Milch und Milchprodukte, Butter, Fisch, Karotten |
| **β-Carotin (Vorstufe von Vitamin A)** | Vitamin-A-Wirkung, Antioxidans | tiefgelbe bis orange Früchte und Gemüsesorten (z. B. Mango, Karotten, Orangen), aber auch in dunkelgrünen Gemüsesorten enthalten (z. B. Brokkoli, Spinat) |
| **Vitamin $B_1$** | Kohlenhydratstoffwechsel | Vollgetreide, Innereien, Schweinefleisch, Weizenkeime |
| **Vitamin $B_6$** | Eiweißstoffwechsel | Fleisch, Fisch, Milchprodukte, Kohl, grüne Bohnen, Getreide, Linsen, Kartoffeln |
| **Vitamin $B_{12}$** | Blutbildung, Zellneubildung | Innereien, Fleisch, Fisch, Eigelb |
| **Vitamin C** | Immunsystem, Antioxidans | Obst und Gemüse, v. a. in Paprika, Brokkoli, schwarzen Johannisbeeren, Kiwi, Erdbeeren, Zitrusfrüchten |

| | | |
|---|---|---|
| **Vitamin D** | Knochenaufbau, Regulierung des Kalziumspiegels | fette Fische (z. B. Hering, Lachs), Kalbfleisch, Eier, Champignons, Avocado, Butter<br>Selbstproduktion bei Sonnenbestrahlung |
| **Vitamin E** | Antioxidans, Zellmembran, Atmungskette | pflanzliche Öle, Nüsse, Getreidekeime |
| **Vitamin K** | Blutgerinnung, stabile Knochen | grünes Blattgemüse, Bohnen, Erbsen |
| **Folsäure** | Blutbildung, Zellneubildung, Eiweißstoffwechsel | Leber, grünes Blattgemüse (Spinat, Salat), Spargel, Tomaten, Petersilie, Hülsenfrüchte, Getreidekeime |
| **Omega-3-Fettäuren** | Zellmembran, entzündungshemmend | fettreiche Meeresfische, Raps-, Lein- und Hanföl, Nüsse |

## Erhöhter Mikronährstoffbedarf aufgrund der Therapie

Medikamente greifen auch immer in den Stoffwechsel ein und führen häufig zu einem erhöhten Mikronährstoffbedarf.

**Was sollten Sie im Zusammenhang mit Ihrer Therapie beachten und wo könnten Sie einen höheren Bedarf haben?**

| Wirksubstanz | erhöhter Bedarf |
|---|---|
| Kortison | Vitamin D und K, Kalzium sowie Magnesium<br>Gefahr der Blutzuckererhöhung. Bei Heißhungerattacken auf Süßes lieber ein großes Glas kalorienlose Flüssigkeit trinken und dann eine kleine Menge selbst gebackener Mehlspeise oder Obst genießen. |
| Azathioprin | Eisen, Vitamin $B_{12}$ |
| Methotrexat | Folsäure |
| Sulfasalazin | Folsäure |
| Mesalazin | – |
| Anti-TNF | – |
| Metronidazol | Vitamin-B-Komplex |

## Nahrungsmittelunverträglichkeiten und -intoleranzen

Nahrungsmittelunverträglichkeiten und -intoleranzen kommen unabhängig von der Diagnose Morbus Crohn recht häufig vor, also eventuell auch in Kombination mit Morbus Crohn.
Die drei häufigsten sind:

- Laktosemalabsorption: Durch einen Enzymmangel (Laktasemangel) kann Milchzucker im Dünndarm nicht gespalten und aufgenommen werden.
- Fruktosemalabsorption: Fruchtzucker kann nicht ausreichend aufgenommen werden.
- Glutensensitivität (Klebereiweiß im Weizen): Hat nichts mit der Diagnose Zöliakie zu tun, sondern findet sich oft bei Reizdarmsyndrom. Glutenfreie Ernährung führt zur Besserung der Symptome.

Typischerweise verursachen Nahrungsmittelunverträglichkeiten Bauchschmerzen, Völlegefühl, Übelkeit, Erbrechen, Blähungen, Durchfälle oder Verstopfung. Selten fördern sie aber auch Symptome wie z. B. Kopf-, Gliederschmerzen oder chronische Müdigkeit. Deshalb sollten im Zweifelsfall unklare Beschwerden abgeklärt werden.
Selbstständig durchgeführte Ausschlussdiagnosen können teilweise ihre Berechtigung haben. Im Prinzip lässt man für mindestens 3 Tage bzw. bis das Problem verschwunden ist die vermeintlich individuell unverträglichen Lebensmittel weg und führt sie danach bewusst in einer größeren Menge zu (zum Beispiel 1 Liter Vollmilch entsprechend 50 g Laktose oder 0,5 Liter Apfelsaft entsprechend 25 g Fruktose). Wurden die Beschwerden in der Karenzzeit besser und treten sie danach wieder auf, kann das schon ein sehr konkreter Hinweis sein. Letztlich müssen die unverträglichen Lebensmittel bzw. Speisen zumindest vorübergehend weggelassen werden. Damit es trotzdem zu keinem Mangel kommt, braucht es dann Ersatzlebensmittel. Lassen Sie sich diesbezüglich von Ihrer Ernährungsfachkraft beraten.
Zahlreiche praktische Tipps sowie konkrete Rezepte zum Thema glutenfreie Kost finden Sie z. B. auch in folgendem Buch aus dieser Reihe: Gasche/Weiß: „Ernährung bei Reizdarmsyndrom“.

## Lebensmittel mit entzündungshemmender bzw. -fördernder Wirkung

Die Naturmedizin schreibt zahlreichen Kräutern, Gewürzen und Lebensmittelinhaltsstoffen eine entzündungshemmende Wirkung zu. Individuell scheint es Unterschiede bei einzelnen Personen zu geben, die wissenschaftlich noch zu wenig erforscht sind. Verallgemeinernd gilt die Empfehlung: „Fragen Sie diesbezüglich auch Ihr Bauchgefühl“. D. h., wenn Sie den Eindruck haben, dass Ihnen etwas bekommt und es sie HEILT, dann nehmen Sie diese Hilfe dankbar an und nützen Sie die gesundheitsfördernde Wirkung. Wenn Sie das Gefühl haben, dass es Ihnen nicht angenehm ist oder Ihnen nicht guttut, dann lassen Sie die Finger davon.

**Entzündungshemmende Lebensmittel:**

- Omega-3-Fettsäuren – kommen v. a. im Fisch und in hochwertigen Pflanzenölen vor
- Heidelbeeren
- Pektine z. B. aus geschabten, braunen Äpfeln und Bananen
- Haferschleim – selbst gekocht oder aus den Flocken aus der Säuglingsabteilung
- Curcumin, Gelbwurz – im Currypulver
- Folgenden Heilpflanzen wird eine entzündungshemmende Wirkung zugeschrieben: Ackerhellerkraut, Aloe vera, Ananas, Arnika, Beinwell, Berufkraut, Bibernelle, Brennessel, Bärentraubenblätter, Bärlauch, Currystrauch, Dill, Frauenmantel, Giersch, Gundermann, Huflattich, Ingwer, Isländisches Moos, Johanniskraut, Kamille, Kiefer, Königskerze, Leinkraut, Moschus-Malve, Myrrhe, Mädesüß, Nachtkerze, Ringelblume, Rossfenchel, Salbei, Schafgarbe, Süßholz, Taubnessel, Teebaum, Teufelskralle, Thymian, Traubensilberkerze, Veilchen, Waldmeister, Walnussbaum, Weißer Gänsefuß, Yams

**Entzündungsfördernde Lebensmittel:**
Die folgenden Inhaltsstoffe sind dagegen als schleimreduzierend und entzündungsfördernd bekannt und sollten daher möglichst vermieden werden:

- Rohr- und Rübenzucker („alles, was süß schmeckt")
- gesättigte Fettsäuren (Palmfett, Paniertes)
- Zusatzstoffe (Emulgatoren, Farb-, Geruchs-, Geschmacksstoffe ...)
- zu hoch erhitztes Eiweiß (Haltbarmilch, zu lange gekocht)
- PAK – polyzyklische aromatische Kohlenwasserstoffe (Grillen über Holzkohle)
- Röststoffe (zu stark angebraten)
- Eisenverbindungen (als Medikamente, Nahrungsergänzungsmittel oder Lebensmittelzusatzstoffe)

## Wichtige Merksätze und Grundregeln

- **„Du bist, wie Du isst" – Dieses Sprichwort enthält viel Lebensweisheit:**
  Neben dem, WAS man isst, kommt der Art, WIE man isst, auch Bedeutung zu. Stress und Hektik überfordern grundsätzlich schon einen gesunden Darm. Liegen bereits Einschränkungen der Verdauungsleistung vor, dann kommt unter Umständen das System völlig ins Wanken und letztlich zum Scheitern.
- **Kauen, kauen und nochmals kauen:**
  Kauen Sie alle Speisen so lange, bis sie tatsächlich breiige Konsistenz haben. Klar braucht das Übung. Bitten Sie Ihr soziales Umfeld, Sie dabei zu unterstützen, indem auch die anderen bewusst und langsam essen. Mit etwas Geduld und Übung gelingt das auch.
  Durch Einspeicheln beginnt nicht nur die Kohlenhydratverdauung, sondern es werden auch die Verdauungssäfte im Magen-Darm-Trakt aktiviert. Unser Bauch bekommt die Info: „Jetzt kommt Nahrung", und bereitet sich schon mal vor.
- **Klein und fein geht schneller rein:**
  Mechanisch gut zerkleinerte Teilchen können besser von den Verdauungsenzymen aufgespalten und so leichter vom Darm aufgenommen werden.

- **Unsere Gefühle wohnen im Bauch:**
  Breiige Konsistenz schmeichelt nicht nur dem Bauch, sondern auch unserer Seele.
- **Zu heiß oder zu kalt fordert die Verdauung besonders:**
  Wenn Sie Speisen erst schlucken, nachdem Sie sie gut durchgekaut haben, werden sie automatisch auch die richtige Temperatur haben.
- **Viele kleine Mahlzeiten essen:**
  Achten Sie bewusst darauf, was und wann Sie essen. Bewusstes Essen schließt zu große Portionen aus.
- **Vergewissern Sie sich, dass Ihr Bauch eine Speise auch annimmt:**
  Ihre Mundschleimhaut wird Sie informieren, ob Ihr Körper die Speise jetzt mag und verträgt oder eher ablehnt. Gehen Sie dabei bitte folgendermaßen vor: Sie kauen die Speise ganz lang. Bevor Sie schlucken, sollten Sie mal kurz bei Ihrer Mundschleimhaut nachfragen: „Liebt mein Bauch diese Speise?“ Wahrscheinlich spüren Sie dann entweder: „Ja, diese Speise schmeichelt meinem Körper und ich finde sie angenehm“, oder eben genau das Gegenteil. Wenn diese Kost als angenehm empfunden wird, dann genießen Sie sie, vergessen Sie dabei aber nicht auf gutes Kauen. Wenn nicht, dann lassen Sie es bei diesem Bissen bleiben oder spucken Sie im schlimmsten Fall sogar diesen aus.
- **Verlassen Sie sich nicht darauf, wenn Sie Essen vertragen:**
  Ihr Speiseplan soll möglichst bunt und abwechslungsreich sein. Was Sie vertragen und essen können, dürfen Sie sich auch gönnen. Aber Achtung: Was Sie heute vertragen, kann in zwei Wochen einen Crohn-Schub auslösen. Daher gilt: Auf versteckte Chemie achten!
- **Achten Sie auf die Zubereitungsart:**
  Moderates Grillen, Kochen, Dämpfen und Braten sind bekömmliche Zubereitungsarten. Starkes Rösten, Panieren und Frittieren sollten Sie möglichst meiden.
- **Essen Sie mit Gefühl:**
  Verwenden Sie als Basis frische Bio-Zutaten, die Sie bewusst zubereiten, denn Liebe geht durch den Magen.

| Datum | Uhrzeit | Nahrungsmittel/Getränk | Ein positiver Aspekt in meinem Leben | Symptome – wie stark/ wann aufgetreten |
|---|---|---|---|---|
| | | | | |
| | | | | |
| | | | | |
| | | | | |
| | | | | |
| | | | | |
| | | | | |
| | | | | |
| | | | | |
| | | | | |
| | | | | |
| | | | | |
| | | | | |
| | | | | |
| | | | | |

Beispiel für ein Zufriedenheitstagebuch

## Ess- und Zufriedenheitstagebuch

Die Lebensmittelverträglichkeit gestaltet sich von Mensch zu Mensch sehr unterschiedlich. Auch Gesunde vertragen viele Dinge nicht optimal. Einflussfaktoren sind zum Beispiel auch Essgeschwindigkeit, Stimmung und Stress. Das Grundprinzip lautet: „Wenn es Dir nicht guttut, dann lass die Finger davon.“ Außerdem können sich die Symptome sehr zeitversetzt zum Essen entwickeln.
Entspanntes Beobachten und Mitschreiben wird Sie langfristig zu Ihrem eigenen Gesundheitsmanager machen. Sie werden so Experte für Ihren Darm werden. Außerdem können diese Aufzeichnungen für ein Beratungsgespräch mit Ihrer Ernährungsfachkraft wertvoll sein. Sie können aber auch alle Ihre Speisen und Getränke einfach mit dem Smartphone fotografieren und zu Ihrem Beratungsgespräch mitbringen.
Um heil zu werden, braucht es auch immer den dankbaren Blick auf die schönen und guten Seiten im Leben. Deshalb sollen diese ebenso schriftlich festgehalten werden.

**Beispiel für ein Zufriedenheitstagebuch**
Diese Aufzeichnungen sollten Sie über einen längeren Zeitraum führen bzw. immer wieder von Neuem aufnehmen, da sich Unverträglichkeiten über die Zeit ändern.
Die unmittelbare Verträglichkeit ist häufig für den Erkrankungsverlauf nicht direkt relevant. Denn die Darmentzündung bei Morbus Crohn entsteht schleichend und heilt auch nur langsam wieder ab. Die Ernährung von heute zeigt ihre Wirkung unter Umständen erst Wochen später.
Anders verhält es sich mit Engstellen (Stenosen), die als Folge der Entzündung entstehen. Hier können Stücke und Fasern, also nicht breiige Dinge, die Beschwerden rasch verschlechtern, siehe Kapitel „Ernährung bei Engstellen“, S. 73.

## Auswärts essen und Fast Food

Auch für Gesunde kann ein Lokalbesuch mit einer unerwarteten Überraschung enden. Häufig liegt das dann daran, dass sie die Speisen- und Getränkeauswahl nicht an die Bedürfnisse ihres Körpers anpassen. Darin finden wir schon den springenden Punkt: Sie sind für IHREN Körper DER Gesundheitsexperte und wissen deshalb, was Ihnen bekommt und was Ihren Darm überfordert.

Hier finden Sie das Ess- und Zufriedenheitstagebuch zum Download.

**Praxistipps:**

- **Verzichten Sie niemals auf netten Sozialkontakt:** Angenehme Gesellschaft tut Ihrer Seele gut und was Ihnen guttut, wird auch Ihren Darm freuen. Ziehen Sie sich deshalb nicht zurück, sondern folgen Sie einer für Sie netten Einladung. Wenn möglich, versuchen Sie auf die Auswahl des Lokals Einfluss zu nehmen. Ziehen Sie frisch zubereitete Gerichte Fertigprodukten vor.
- **Auszeit für den Darm:** Manchmal wird Ihr Darm in einer akuten Phase so etwas wie einen Joker brauchen. Kräutertee oder stilles Mineralwasser, in ganz kleinen Schlucken genippt, geht immer. Sollten Sie Angst vor Durchfall haben, dann nehmen Sie die Flüssigkeit ganz langsam auf und lassen Sie sie möglichst lange im Mund. So verhindern Sie, dass Sie akut eine Toilette aufsuchen müssen. Im Fachjargon sprechen wir vom gastrokolischen Reflex. Dies bedeutet, dass der Dickdarm auf eine Magenreizung, wie z. B. eine größere Menge kalter Flüssigkeit, reagiert und Sie Stuhldrang verspüren.

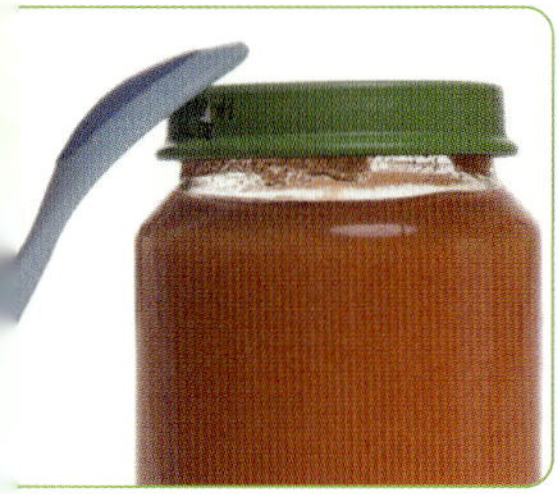

- **Trinknahrung oder Kindergläschen als Notfallmaßnahme:** Diese sollten Sie in sehr empfindlichen Phasen immer bevorraten. Probieren Sie in Ruhe aus, was Ihrem Körper individuell bekommt. Ihre Ernährungsfachkraft kann Sie diesbezüglich auch gerne über die unterschiedlichen Zusammensetzungen und Inhaltsstoffe beraten. Mit dem Hinweis, dass Ihr Körper gerade eine Auszeit braucht bzw. Ihnen Ihr Arzt normales Essen verboten hat, wird Ihnen das Servicepersonal Ihr mitgebrachtes Produkt gerne in ein Glas oder eine Suppentasse füllen und mit den anderen bestellten Speisen servieren.
- **Nicht hungrig ins Lokal gehen:** Essen Sie, bevor Sie losgehen, in Ruhe eine Kleinigkeit, von der Sie wissen, dass Ihr Darm damit zurechtkommt.
- **Hilfreiche Allergenkennzeichnung:** Als Experte oder Expertin für Ihre eigene Gesundheit wissen Sie wahrscheinlich schon längst, welche Buchstaben Sie meiden sollten. Ein weiterer wesentlicher Vorteil der Allergenkennzeichnung liegt aber auch darin, dass mittlerweile die Gastronomie für Unverträglichkeiten sensibler geworden ist.

In Österreich und Deutschland ist die Kennzeichnung von Allergenen durch eine EU-Verordnung vorgeschrieben. In Österreich gelten festgelegte Buchstabencodes, in Deutschland werden Buchstaben und Zahlen verwendet. Für die Schweiz gelten wiederum teils andere Kennzeichnungen.
Die Kennzeichnung bezieht sich immer auf das Grundlebensmittel und alle daraus hergestellten Erzeugnisse:

- glutenhaltiges Getreide
- Krebstiere
- Eier
- Fisch
- Erdnüsse
- Soja
- Milch (inklusive Laktose)
- Schalenfrüchte
- Sellerie
- Senf
- Sesam
- Schwefeldioxid
- Lupinen
- Weichtiere wie Schnecken, Muscheln, Tintenfische

**Brot selbst mitbringen:**
Niemanden wird es stören, wenn Sie z. B. zu einem Frühstück Ihr Brot oder Ihre Frühstücksflocken selbst mitbringen.

**Gourmet spielen:**
Bestellen Sie sich einfach einen leeren Teller und nützen Sie die Gelegenheit, Dinge, die Sie auf den Tellern Ihrer Tischgesellschaft finden, zu kosten. Durch langes Kauen und gutes Einspeicheln werden viele Speisen in ganz kleinen Mengen vertragen. Die Mundschleimhaut lügt nicht. Wenn Sie ein Okay Ihrer Mundschleimhaut bekommen, dann haben Sie damit meist auch das Okay Ihrer Darmschleimhaut eingeholt. Dass Sie sich durchkosten können, sollten Sie unbedingt als „Krankheitsgewinn“ betrachten.

**Umbestellen:**
Diese Möglichkeit sollten Sie als eine Selbstverständlichkeit betrachten. Sie können jederzeit einzelne Komponente austauschen lassen.

- **Doggybag:**
  In den USA ist es selbst in sehr vornehmen Lokalen üblich, dass man sich nicht aufgegessene Speisen einpacken lässt. Essen Sie langsam und lassen Sie sich den Rest einpacken. Ob Ihrem Darm das Aufwärmen der Speise bekommt, müssen Sie individuell entscheiden.

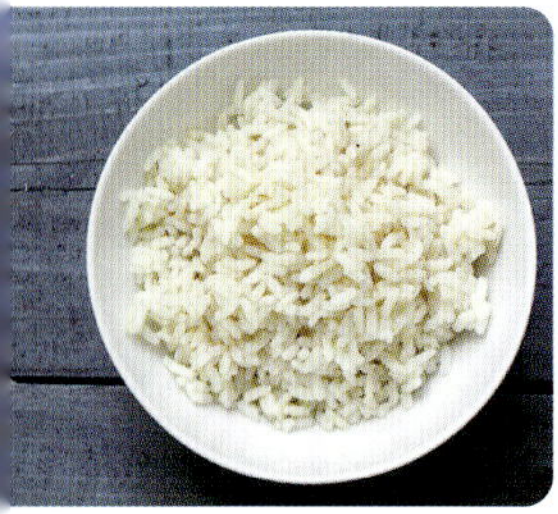

- **Klassiker Reis:**
  Reis gibt es sogar beim Kebab-Stand. Um den regulären Preis können Sie z. B. eine Box nur mit Reis befüllen lassen, sollte gebratenes Fleisch Ihrem Darm derzeit nicht bekommen.
- **Bio-Küche:**
  Sie ist mittlerweile zum Markttrend geworden. Überzeugen Sie Ihre Freunde, dass in solchen Lokalen meist mit mehr „Gefühl und Liebe“ gekocht wird. Das schmeichelt auch einem gesunden Darm und tut allen gut.
- **Frisch gekocht ist halb gewonnen:**
  Meist ist frisch gekochtes Essen bekömmlicher als aufgewärmtes. Fragen Sie deshalb nach frisch gekochten Speisen mit möglichst wenigen Zutaten.
- **Nützen Sie darmgesunde Phasen:**
  Genießen Sie diese Phasen mit Hausverstand, denn Übermut tut selten gut. Ein klassisches, meist gut verträgliches Gericht wäre dann z. B. ein Steak mit Reis und Gemüse.
- **Kleine Sünden sind erlaubt:**
  Ein einmaliger Verstoß gegen die Empfehlungen wird keine Folgen haben, besonders wenn der Darm schon abgeheilt ist. Diese Ausnahme soll aber nicht alltäglich werden!

### Fast Food

Westliche Ernährung ist klar mit Morbus Crohn assoziiert. Es gibt zwar keine direkten wissenschaftlichen Beweise, dass Fast Food Morbus Crohn auslöst, allerdings ist klar, dass die rasch resorbierbaren Kohlenhydrate und die bewusst verwendeten Lebensmittelzusatzstoffe auf unsere Mikrobiota wirken und diese wiederum den Morbus Crohn beeinflusst. Auch „gesundes“ Fast Food kann durchaus problematisch sein.

# SITUATIONSANGEPASSTE ERNÄHRUNG

Natürlich treffen alle im vorherigen Kapitel genannten Empfehlungen auch hier zu, doch lässt sich streng biologische Ernährung manchmal schwer umsetzen. Sie gilt als Richtlinie, die im Notfall zeitweise verlassen werden kann.

Je nach Krankheitsaktivität kann man die Ernährungsempfehlungen in drei Hauptgruppen einteilen:

- akuter Schub
- Abheilphase
- Remissionserhaltung

Selbstverständlich ist diese Einteilung als Orientierung und Hilfestellung gedacht, weil sie so für die meisten PatientInnen zutrifft. Allerdings ist niemand ein „Standardpatient" und es kann in Ihrem individuellen Fall etwas anders gelagert sein. Grundsätzlich können Sie davon ausgehen, dass die Ernährung im akuten Schub die darmschonendste ist. Natürlich können Sie auch später jederzeit ergänzend bzw. als Joker auf diese Infos zurückgreifen.

## Ernährung im akuten Schub

### Durchfall

Meiden Sie bei akutem Durchfall vor allem rohes Obst (außer reife Bananen, geriebene Äpfel und Heidelbeeren), Gemüse (außer weich gekochtes Wurzelgemüse), Milchzucker, grobe Vollkornprodukte und sehr fette Speisen.

**Lebensmittelauswahl**

In der folgenden Tabelle finden Sie die Lebensmittel, die bei den meisten Menschen stopfend, neutral bzw. abführend wirken. Diese Liste bietet eine wichtige Hilfestellung, kann aber nie allgemein gültig sein, da die Verdauung durch sehr viele Faktoren beeinflusst wird. Alle Zutaten sollten möglichst aus biologischer Landwirtschaft stammen.

| stopfend | neutral | abführend |
|---|---|---|
| | **Getränke** | |
| lang gezogener (mind. 10 min) schwarzer Tee mit Traubenzucker und Salz (s. Rezept, S. 101), Heidelbeertee (S. 101), Graviolatee, Verdünnsaft mit Traubenzucker und Salz, Wasserkakao (aus echtem Kakaopulver) | Leitungswasser, stilles Mineralwasser, Kräutertee (Kamille), laktosefreie Kakaogetränke, Rote-Rüben/Bete-Saft, in kleinen Mengen: koffeinfreier Kaffee | Bohnenkaffee, kohlensäurehaltige Getränke, unverdünnte Fruchtsäfte, alkoholische Getränke, Pflaumensaft, mit Fruktose (Fruchtzucker, Fruktosesirup, Fruktose-Glukose-Sirup) gesüßte Wellness-Getränke, Molkegetränke, Joghurt- und Buttermilchdrinks, Energydrinks |
| | **Brot, Gebäck, Knabbereien** | |
| Reis-, Maiswaffeln, Dinkelbiskotten, Dinkelzwieback, (einige Stunden altes) Dinkelgebäck/-brot, ballaststoffarmes, glutenfreies Gebäck | altbackenes (mind. einige Stunden altes) Weiß-, Hausbrot, Weizenmischbrot, Semmel, Toastbrot, mürbes Kipferl/Hörnchen, Grahambrötchen, Zwieback, Biskotten | frisches, grobes Vollkornbrot, frischer Hefe-/Germteig, Croissant |
| | **Beilagen und Nährmittel** | |
| Cornflakes, weißer Reis bzw. Dinkelteigwaren, weich gekocht | Weizenmehl, Haferflocken extrazart/Feinblatt, Knödel, Nockerl, Amarant, Quinoa (Flocken), Polenta/Maisgrieß, Hirseflocken, Buchweizenmehl, Buchweizenflocken, Gnocchi, Teigwaren | grobe Vollkornprodukte, Grünkern, in Fett herausgebackene Beilagen, Vollkorngetreideaufläufe, Kleie |
| | **Kartoffeln** | |
| kleine Mengen, gemeinsam mit Karotten gedünstet | gedämpfte Kartoffeln, Ofenkartoffeln | Kartoffelpüree, Röstkartoffeln, Pommes frites, Bratkartoffeln, Kartoffelchips, Kartoffelpuffer |

| stopfend | neutral | abführend |
|---|---|---|
| **Gemüse, Salate, Pilze** | | |
| weich zubereitete Karotten | Fenchel, Zucchini, kleine Mengen Tomaten ohne Haut, Sellerie, Pastinaken | Zwiebel, Knoblauch, Lauch/Porree, alle Kohl- und Krautsorten (Weiß-, Rot-, Sauerkraut/-kohl, Blumenkohl/Karfiol, Brokkoli, Rosenkohl/Kohlsprossen, Kohlrabi), Artischocken, Spinat, Mangold, grüner Salat, Gurken, Radieschen, Rettich, Meerrettich/Kren, Peperoni/Pfefferoni, Paprika, Topinambur, Tomatensoße, Mais, Salate mit Mayonnaise, Spargel, Pilze, rohe Rote Rüben/Bete |
| **Hülsenfrüchte, Soja** | | |
| | Tofu, Tempeh, kleine Mengen Zuckererbsen | Bohnen, Linsen, Sojabohnen, Kichererbsen, Erdnüsse |
| **Obst** | | |
| geschabte, braune Äpfel, reife, zerdrückte Bananen, Heidelbeeren, Obstgläschen für Kinder | insgesamt maximal 200 g unreife Bananen, Brombeeren, Himbeeren, Mango | alle anderen Obstsorten, auch Trockenfrüchte (Rosinen), Säfte, Smoothies |
| **Nüsse, Samen** | | |
| | fein gemahlene Nüsse | Pistazien, Cashewkerne, Leinsamen, Sesam, Sonnenblumen-, Kürbiskerne, fette Mohnfüllen |

| stopfend | neutral | abführend |
|---|---|---|
| | **Milch, Milchprodukte** | |
| | laktosefreie Milch, pflanzliche Milchalternativen (Reis-, Soja-, Hafer- und Mandeldrink), Joghurt (evtl. laktosefrei), kleine Mengen laktosefreie/r saure Sahne/Sauerrahm bzw. Quark/Topfen, Hartkäse | laktosehaltige Milch (Kuh-, Schaf-, Ziegen-, Esel- und Stutenmilch), saure Sahne/Sauerrahm, Schlagsahne/-obers, Mascarpone, Crème fraîche, Quark/Topfen, Joghurt, Butter-, Sauermilch, Kefir, probiotische Milchprodukte, Milchpulver, Kondensmilch |
| | **Eier** | |
| hart gekochte Eier | Eier in verkochter Form (Aufläufe, Biskuit, Eiaufstrich mit laktosefreiem Quark/Topfen oder Joghurt) | fette Eierspeise (Rührei), Spiegeleier, Eiersalate, industriell hergestellte Eiaufstriche |
| | **Suppen** | |
| Karottensuppe (S. 105), Getreidesuppen wie Reissuppe und Haferflockensuppe, Gemüsecremesuppen aus Karotten, Kartoffeln mit laktosefreien Milchprodukten, Einlagen wie Dinkelgrieß, Dinkelteigwaren | klare Gemüsesuppen, Hühnersuppe (bei Bedarf entfettet), Suppennudeln, Brandteigkrapferl, fettarme Frittaten, Eintropf/Einlauf, Reibteig | Cremesuppen mit größeren Mengen an Sahne/Obers, Rahm oder Crème fraîche, Zwiebelsuppe, Gulaschsuppe, Rindsuppen/Fleischbrühen mit Einlage, Suppeneinlagen wie Backerbsen, Leberknödel, Grießnockerl |

| stopfend | neutral | abführend |
|---|---|---|
| | **Fleisch, Fleischwaren** | |
| | magere Fleischsorten von Kalb, Rind, Schwein, Pute, Huhn, Kaninchen, Reh, Hirsch, Wildschwein, magere Wurstwaren (z. B. Schinken, Krakauer, Schinkenaspik, Putenwurst, Rinderwurst, Roastbeef, Putenwürstel, Rindfleischwürste), magerer kalter Braten | stark angebratenes Fleisch, paniertes Fleisch, Surfleisch, Geselchtes, Geräuchertes, fette Wurstsorten (z. B. Extra, Wiener, Salami, Leberkäse, Mortadella, Pariser, Kantwurst, Polnische, Käsewurst), Speck, Grammeln/Griebe, Leber-, Fleischpasteten, Streichwurst, Knack-, Brat-, Blut-, Buren- und Weißwurst, Frankfurter, Käsekrainer, fett zubereitete Innereien (Bries, Hirn, Nieren, Leber, Beuschel) |
| | **Fisch und Meeresfrüchte** | |
| | gebratene, gedämpfte oder gedünstete Fische wie Forelle, Hecht, Zander, Rotbarsch, Kabeljau, Scholle, Seezunge, Seelachs, Schleie, Heilbutt, Brasse, Renke, Thunfisch, Steinbutt, Lachs, Karpfen, Sardellen | panierte und in Fett herausgebackene Fische, Ölsardinen, Fischkonserven in Öl oder Soße, fertige Fischsalate und andere industriell hergestellte Fischwaren, Räucherfisch, Shrimps, Austern, Garnelen, Scampi, Heringszubereitungen wie Rollmops oder Russen, geräucherte Makrelen |

| stopfend | neutral | abführend |
|---|---|---|
| **Fette und Öle** | | |
| | kleine Mengen (eine Portionspackung) Butter, Margarine, Diätmargarine, tägl. 1–2 EL Raps-, Sonnenblumen-, Maiskeim-, Distel-, Erdnussöl, Oliven-, Lein-, Walnuss-, Traubenkern- oder Kürbiskernöl, Knoblauch- und Zwiebelöl | fette Speisen, stark und mehrfach erhitzte Fette, Butterschmalz, Bratenfett, Frittier-, Kokos-, Palmkernfett, Erdnussbutter |
| **Süßigkeiten, Mehlspeisen, Knabbereien** | | |
| Schokolade mit hohem Kakaoanteil, Hirsebällchen, glutenfreie Salzstangen, Reis-, Maiswaffeln, Dinkelbiskotten | Zitronen-, Beeren-, Bananen-, Himbeersorbet, Biskotten, Knabbereien aus Weizenmehl (z. B. Salzstangen, Grissini) | Obstkuchen, Kaugummi, Eis, Honig, Agavensirup, Maissirup, Kompott, Vanillesoßen, Pudding, Diabetikerprodukte, zuckerfreie Produkte, Produkte mit dem Hinweis „kann bei übermäßigem Verzehr abführend wirken", Fruktose/Fruchtzucker, Blätterteig, Chips, Erdnussflips, Wasabi-Erdnüsse, Brotchips |

## Appetitlosigkeit und Mangelernährung

Dauer und Intensität des Appetitverlustes hängen von vielen Faktoren ab und sind von PatientIn zu PatientIn sehr unterschiedlich. Entzündungen führen zu Stoffwechselveränderungen. ExpertInnen sprechen vom „Inflammationsstoffwechsel". Der Körper versucht Reparaturmechanismen zu entwickeln. Dabei werden bestimmte Botenstoffe wie z. B. Hormone und Zytokine frei, die den Stoffwechsel in der Zelle grundlegend beeinflussen.

Der Inflammationsstoffwechsel hat zudem auch Einfluss auf unser Zeitgefühl. Normalerweise wird der Tagesablauf auch wesentlich durch die Mahlzeiten strukturiert. Selbst wenn wir kein Fenster und keine sichtbare Uhr haben, erinnert uns das Hungergefühl z. B. an die Mittagsmahlzeit. Beim Inflammationsstoffwechsel fehlt dieser Erinnerungsmechanismus leider. Wenn ein gesunder Mensch einmal eine Hauptmahlzeit auslässt, spielt dies keine große Rolle, er ersetzt die fehlende Energiezufuhr einfach später durch eine etwas größere Portion. Auch dies ist für Menschen mit Inflammationsstoffwechsel nicht möglich, da die Magenaktivität in dieser Phase sehr reduziert wird. Ausgelassene Mahlzeiten sind verlorene Mahlzeiten. So entsteht **Mangelernährung**, ohne dass Betroffene darunter leiden.

**Wie erkennt man Mangelernährung? – Wenn einer oder mehrere der folgenden Punkte zutreffen:**

- Ihr Body Mass Index (BMI) liegt unter 18,5 kg/m².

  ODER
- Sie haben ungewollt mehr als 10 % Ihres Körpergewichts innerhalb der letzten 3–6 Monate verloren.

  ODER
- Ihr BMI liegt unter 20 kg/m² UND Sie haben ungewollt mehr als 5 % Ihres Gewichts in den letzten 3–6 Monaten verloren.
- Ihr Oberarmumfang ist kleiner als 24,3 cm.
- Ihre Portionen sind deutlich kleiner als früher. Es fehlt Ihnen die Lust auf spontane Naschereien.
- Im Labor wird ein Mangel an Albumin, im Eisenstoffwechsel, an Selen, Zink, B12, Folsäure, Vitamin D, A, E etc. festgestellt.

## Nachteile der Mangelernährung

- **Proteinmangelernährung:**
  Mangelernährung kann bei allen Nährstoffen (Fett, Eiweiß und Kohlenhydraten) vorliegen. Während wir Fette sehr gut speichern können, müssen bei einer zu geringen Eiweißzufuhr Muskeln abgebaut werden. Fehlende Muskulatur führt zu Schwäche und Reduktion der Lebensqualität. Außerdem müssen Medikamente zum Transport in unserem Blut an Eiweiß gebunden werden. Fehlen diese Transportproteine, werden die-

se Substanzen niemals ihre optimale Wirkung entfalten können. Auch Wasser wird in unserem Blutsystem an Albumin gebunden. Bei einem Mangel tritt Wasser aus den Gefäßen aus und sammelt sich in den Beinen: Ödeme entstehen.

- **Mikronährstoff-Mangelernährung**
  Lesen Sie dazu im Kapitel Mikronährstoffe, S. 51.

## Tipps gegen Appetitlosigkeit

- **Essen Sie regelmäßig kleine Portionen:**
  Achten Sie darauf, regelmäßig kleine Mahlzeiten zu essen. Als Faustregel gilt: alle zwei Stunden ein paar Bissen, die Sie gut kauen. Damit Ihnen das Zeitmanagement leichter von der Hand geht, bietet sich z. B. die Erinnerungsfunktion am Handy oder ein Wecker an.

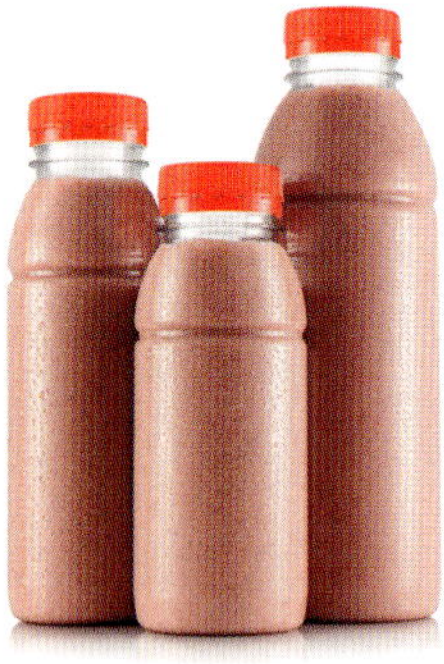

- **Nützen Sie flüssige Snacks:**
  Trinknahrungen haben den Vorteil, dass sie ausgewogen bilanziert sind. D. h. sie liefern nicht nur die Haupt-, sondern auch lebensnotwendige Mikronährstoffe. Mit drei Packungen täglich würden Sie theoretisch alle erforderlichen Mikronährstoffe in ausreichender Menge zuführen. Man braucht nur zu schlucken und sich keine weiteren Gedanken über die Zubereitung zu machen. Außerdem kann man sie gut bevorraten sowie jederzeit mitnehmen.
- **Haben Sie Ihre Jausenbox immer fix dabei:**
  Ihre darmbekömmliche Jausenbox (z. B. mit selbst gebackenem Dinkelbrot, Bio-Reis- oder Maiswaffeln, selbst gebackenen Keksen/Müsliriegeln, Nüssen, Obst, Bio-Trinkjoghurt, Bio-Haferdrink, vorgekochten Speisen, die Sie auch kalt essen können etc.) soll – wie eine Gehhilfe – immer Ihr Begleiter sein. Ihr Darm möchte Zuwendung und regelmäßige, kleine Portionen, die Sie langsam und gründlich kauen. Niemand vergisst seine Gehhilfe. Nützen Sie Ihre Darmhilfe!
- **Organisieren Sie Ihre Vorräte:**
  Sorgen Sie auch bei der Organisation Ihrer Küche und der Lebensmittel dafür, dass Sie immer kleine Gerichte einfach und schnell zubereiten können. Kochen Sie vor und frieren Sie die Gerichte portionsweise ein. Auch Bio-Tiefkühlgemüse oder evtl. komplette Bio-Fertigmahlzeiten eignen sich für ein schnelles Essen.

- **Essen Sie auch nachts:**
  Vielleicht wachen Sie ohnehin auf. Legen Sie sich eine Kleinigkeit oder eine Trinknahrung griffbereit auf den Nachttisch. Babys müssen in der Nacht gefüttert werden, weil sie ihren Bedarf tagsüber nicht decken können. Nützen Sie ebenfalls die zusätzlichen Kalorien.
- **Nützen Sie die appetitanregende Wirkung von Kräutern und Gewürzen:**
  Kräuter und Gewürze verleihen Gerichten nicht nur eine aromatische Note, sondern fördern auch Ihre Gesundheit. Appetitanregende Kräuter und Gewürze sind u. a. Bärlauch, Basilikum, Bockshornklee, Brunnenkresse, Cayennepfeffer, Chili, Curry, Estragon, Fenchel, Holunder, Ingwer, Kreuzkümmel, Majoran, Meerrettich, Oregano, Paprika, Schnittlauch, Senf und Zimt.

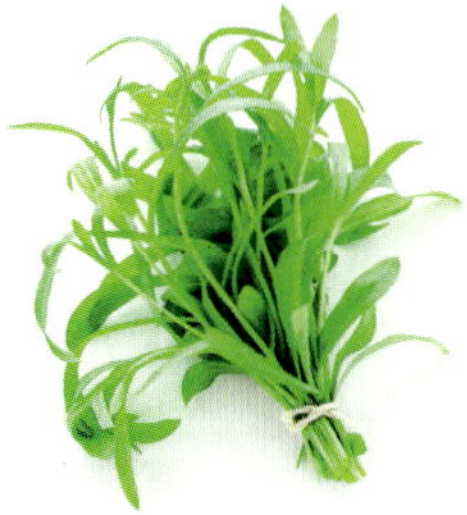

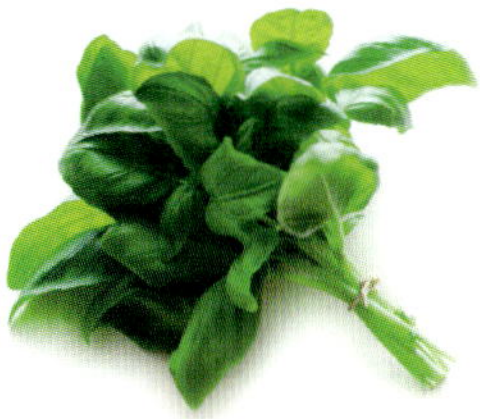

- **Ihr Auge isst mit:**
  Richten Sie Ihre Mahlzeiten nett an und sorgen Sie für eine entspannte Atmosphäre. Überladen Sie Ihren Teller nicht; frei nach dem Motto: weniger ist mehr. Nehmen Sie lieber noch einmal nach, als dass Sie vor einem überbordenden Teller zurückschrecken.
- **Gewöhnen Sie sich einen anderen Trinkrhythmus an:**
  Flüssigkeit füllt zusätzlich den Magen und dämpft so das Hungergefühl. Trinken Sie deshalb zwischen den Mahlzeiten und halten Sie davor rund eine halbstündige „Trinkpause" ein. Trotzdem sollten Sie die optimale Flüssigkeitsmenge pro Tag nicht unterschreiten. Als Richtwerte gelten rund 30 ml pro Kilogramm Körpergewicht bzw. 1,5 l Harn pro 24 Stunden. Geeignete Getränke sind zum Beispiel stilles Mineralwasser oder isotonische Getränke (siehe Rezeptteil, S. 101) bei Durchfällen oder großen Stoma-Verlusten. Auch stark verdünnte Gemüse- und Obstsäfte oder Trinkbouillons (S. 107) können eine gute Alternative sein.
- **Frische Luft tut Ihnen immer gut:**
  Frische Luft fördert ebenfalls den Appetit. Gehen Sie vor dem Essen spazieren oder lüften Sie gut. Langsames, tiefes Atmen hilft gegen Unwohlsein.
- **Erfreuen Sie Ihre Nase:**
  Nutzen Sie zum Beispiel auch die Kraft der Düfte einer Aromatherapie. Der Geruchssinn wirkt direkt auf das

limbische System, eine der ältesten Regionen des Gehirns, wo ein Großteil unserer Gefühle entsteht. Hilfreiche Raumdüfte bei Appetitlosigkeit sind zum Beispiel Zitrone, Orange, Melisse, Cassa, Grapefruit, Ingwer, Majoran und Mandarine. Kaufen Sie aber nur erstklassige Qualität ohne belastende, allergieauslösende Zusatzstoffe. Nicht jeder Duft passt für jeden, deshalb sollte Ihre Nase vor dem Kauf zustimmen. Düfte können aber natürlich auch das Gegenteil bewirken. Meiden Sie daher z.B. starke Koch- und Essensgerüche. Kühle oder kalte Gerichte sind generell geruchsärmer.

- **Nützen Sie Bitterstoffe:**
  Bitterstoffe steigern die Magen- sowie Gallensaftsekretion und wirken deshalb appetitanregend und verdauungsfördernd. Säurereiche Säfte, zum Beispiel aus Orangen oder Ananas, haben eine ähnliche Wirkung, werden aber häufig von der Darmschleimhaut schlecht vertragen. Kleine Mengen Bier und Wein können ebenfalls hilfreich sein. Größere Mengen Alkohol belasten hingegen die Leber und fördern die Entzündung.
- **Nützen Sie Ihre Gelüste:**
  Essen Sie, worauf Sie in der Situation Gusto verspüren und was Ihr Darm gut akzeptiert, auch wenn die Kombination vielleicht etwas „unorthodox" sein sollte. Entscheidend ist einzig und alleine Ihre Wahrnehmung und dass Sie Ihre Mahlzeit auch wirklich essen.
- **Verlassen Sie sich auf die modernen Therapiemöglichkeiten:**
  Sie bekämpfen die primäre Ursache (den Entzündungsstoffwechsel) Ihrer Appetitlosigkeit. Klären Sie deshalb diesbezüglich alle Ihre Fragen mit Ihrem Arzt/Ihrer Ärztin und setzen Sie niemals ohne Rücksprache eine Therapie ab.
- **Seien Sie tolerant mit sich selbst und freuen Sie sich auch über kleinste Fortschritte:**
  Stellen Sie sich beim Essen vor, dass Sie jetzt dem Darm etwas Gutes tun. Jeder einzelne Bissen gibt Ihnen Kraft und stärkt Sie.
- **Pflegen Sie Ihre Seele und Gedanken:**
  Auch starke psychische Belastungen infolge der Erkrankung sowie emotionaler Stress können Appetit-

mangel verstärken. Lassen Sie sich professionell unterstützen.

- **Stoppen Sie Ihren Gewichtsverlust:**
  Seien Sie achtsam: Ist Ihnen eine Nahrungsaufnahme für länger als drei Tage kaum oder überhaupt nicht möglich, sollten Sie umgehend Ihre Ärztin oder Ihren Arzt kontaktieren. Ein weiterer Gewichtsverlust sollte unbedingt vermieden werden.

## Ernährung bei Engstellen (Stenosen)

Die chronische Entzündung der Darmwand bei Morbus Crohn führt zu Bindegewebseinlagerung und Narbenbildung. Als Konsequenz entstehen Engstellen. Während der Dünndarm normalerweise bis zu 20 mm Durchmesser hat, kann dieser bei Stenosen auf wenige Millimeter schrumpfen. In der Folge kann der Darminhalt nicht ungehindert weitertransportiert werden und es kommt im Rahmen der Verdauung häufig zu Schmerzen. Außerdem sammeln sich unverdaute Körner und Faserstoffe vor diesen Engstellen an. Wenn nun ein Korn in der Engstelle stecken bleibt, kann sogar ein kompletter Darmverschluss entstehen. Können die Entzündungen im Darm abheilen, dann werden die Engstellen zumindest teilweise auch wieder weiter. Die Fachliteratur zeigt, dass die Lebensmittelauswahl im Sinne einer Super-Bio-Diät einen sehr wesentlichen Beitrag zur Abheilung leisten kann.

Wenn Sie unter solchen Engstellen leiden, ist es besonders wichtig, dass Sie ausnahmslos breiig schlucken. D.h. die Zubereitung muss entsprechend weich und homogen sein oder Sie werden ein Meister im Kauen. Manche PatientInnen mixen zur Sicherheit in dieser Phase ihre Speisen.

**Schema: Stenose im Ileum**

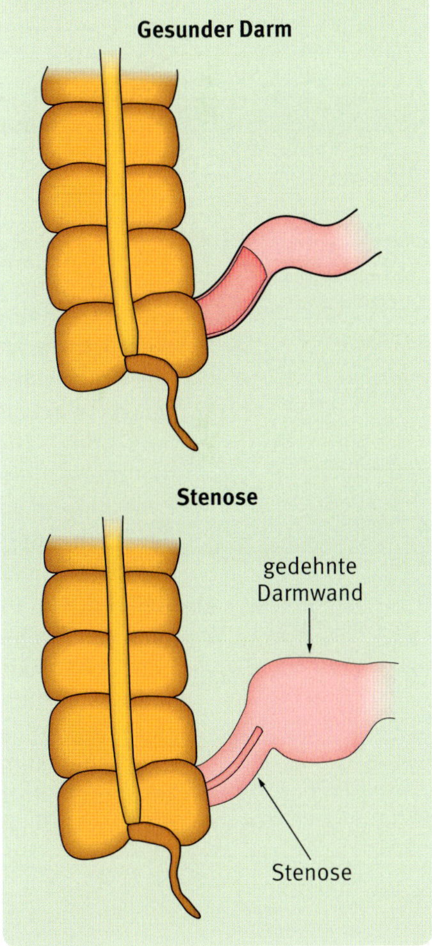

**Besondere Vorsicht ist geboten bei**

- ganzen Körnern (Mais, Kürbiskerne im Brot/Gebäck, Müsli etc.)
- Trockenfrüchten (Rosinen etc.)
- Fasern (Paprika, Champignons, Spargel, Grüne Bohnen etc.)

## Sondennahrung und Ernährungsinfusionen

In einer akuten Phase kann die Abheilung der Entzündung durch ausschließliche Ernährung über eine Sonde beschleunigt werden. Diese Sonde muss über die Nase in den Magen bzw. selten in den Dünndarm gelegt werden. Dies bietet sich vor allem bei Kindern an bzw. bei Erwachsenen, die momentan nur begrenzt in der Lage sind, Nahrung zuzuführen. Die meisten Erwachsenen lehnen Sondennahrung ab und bevorzugen dann eher speziell formulierte Trinknahrung. Diese Trinknahrungen sind in der Zusammensetzung der Sondennahrung ähnlich. Entscheidend für den Erfolg ist allerdings, dass in dieser Phase komplett auf jede andere Ernährung verzichtet wird und ausschließlich die Sonden- oder Trinknahrung verwendet wird. Das heißt, außer Wasser und der Sondennahrung darf nichts anderes in den Darm gelangen.

Aus vielen Untersuchungen und eigener Erfahrung wissen wir, dass exklusive Sondennahrung den Darm zur Abheilung bringt. Dies geschieht über etwa vier Wochen und hält meist mehrere Wochen nach Beendigung an. Sollten PatientInnen nach der Sonden- oder Trinknahrung wieder die alten Ernährungsgewohnheiten aufnehmen, kommt der Rückfall eher früher. Eine langfristige Ernährungsumstellung, wie bei der Super-Bio-Diät (S. 40) beschrieben, garantiert langes Anhalten des „Sondeneffekts“.

In seltenen Fällen, z. B. bei Fisteln oder Darmverschluss, kann es vorübergehend nötig sein, dass der Darm völlig entlastet wird, also nicht einmal Wasser oder Sondennahrung hineinkommen darf. Um die Nährstoff- und Flüssigkeitszufuhr trotzdem sicherzustellen, wird dann auf Ernährungsinfusionen über die Vene zurückgegriffen.

## Abheilphase

Jetzt soll es wieder abwechslungsreicher werden. Empfohlen wird eine selbst zubereitete, bekömmliche, leicht verdauliche Kost aus biologischen Zutaten, die Sie gut kauen.

**Empfehlungen zur Auswahl von Lebensmitteln (möglichst aus biologischer Landwirtschaft)**

| Getränke | |
|---|---|
| Im Regelfall gut verträglich: | Hinweis: |
| • Leitungswasser, kohlensäurearmes oder stilles Mineralwasser<br>• Kräutertee, säurearmer Früchtetee<br>• individuell bis zu 2 Tassen Kaffee<br>• stark verdünnte selbst zubereitete Gemüse- und Obstsäfte<br>Info: Milch ist kein Getränk, sondern ein Nahrungsmittel | • Kohlensäurereiches Mineralwasser und Soda können Blähungen und Aufstoßen begünstigen, außerdem ist unklar, ob Kohlensäure vielleicht doch die Entzündung eher fördert.<br>• Starker, kurz gezogener Schwarztee und Kaffee können abführend sein oder zu Zittern und Unruhe führen.<br>• Limonaden und Süßgetränke jeder Art (Cola, Fanta, Eistee) sind zuckerreich, enthalten viele Lebensmittelzusatzstoffe und haben in einem gesunden Speiseplan keinen Platz.<br>• Alkoholische Getränke (v. a. hochprozentige Alkoholika) belasten die Leber, sind entzündungsfördernd und können abführend wirken. |

| Bio-Milch & -Milchprodukte | |
|---|---|
| Im Regelfall gut verträglich: | Hinweis: |
| • Milch, Joghurt, Butter- und Sauermilch, Molke, Kefir, Quark/Topfen bis 20 % F. i. T.<br>• milde Käsesorten bis 45 % F. i. T.<br>• Hüttenkäse, Schmelzkäse, Frischkäse | • Überreife und scharfe Käsesorten können schwer verdaulich sein.<br>• Konventionelle Frucht- und Trinkjoghurts sowie Milchdesserts enthalten sehr viel Zucker.<br>• Milchzucker führt häufig zu Unverträglichkeiten. Greifen Sie bei Beschwerden zu laktosefreien Produkten. |

| **Gemüse** – möglichst aus dem eigenen Garten bzw. Bio-Ware | |
|---|---|
| Im Regelfall gut verträglich: | Hinweis: |
| • Karotten, Zucchini, Kürbis, Sellerie, Auberginen/Melanzani, Brokkoliröschen, Rote Rüben/Bete, Spargelspitzen, Schwarzwurzel, Grüne Bohnen/Fisolen, Prinzessbohnen, Tomaten, Spinat<br>• grüner Salat (Kopf-, Pflücksalat etc.) mit mildem Dressing<br>• Tiefkühlgemüse (ohne Zusätze/Kräuterbutter)<br>• Gemüsesuppe | Stark blähende, faserreiche und schwer verdauliche Gemüsesorten:<br>• Hülsenfrüchte (Bohnen, Linsen, Erbsen und Kichererbsen),<br>• Kohl und Kohlgemüse<br>• Sauerkohl/-kraut<br>• rohe Gurke, Paprika, Pilze, Radieschen, Blumenkohl/Karfiol<br>• Knoblauch, Zwiebel, Lauch, Chilischoten, Peperoni/Pfefferoni<br>Wissenswert: Blähungen entstehen durch die Tätigkeit von Darmbakterien. |

| **Obst** – möglichst aus dem eigenen Garten bzw. Bio-Ware | |
|---|---|
| Im Regelfall gut verträglich: | Hinweis: |
| • reifes Obst wie z. B. Bananen, Papayas, Kiwis<br>• Kompott und Obstmus: zuckerarm und selbst zubereitet<br>Rohes Obst immer gut kauen, bei Bedarf eventuell schälen oder fein reiben. | Bei bestehenden Magen-Darm-Beschwerden werden erfahrungsgemäß schlecht vertragen:<br>• unreife Früchte<br>• Steinobst (Pflaumen/Zwetschgen, Kirschen, Aprikosen/Marillen, Pfirsiche, Nektarinen)<br>• stark fruktosehältige Früchte (Äpfel, Birnen, Weintrauben, Melonen, Mangos)<br>• Trockenobst<br>• zu viel Fruchtsäure (Ananas, Orangen, Mandarinen, Grapefruits, Johannisbeeren) |

| **Fisch** | |
|---|---|
| Im Regelfall gut verträglich: | Hinweis: |
| frisch oder tiefgekühlt: Lachs, Forelle, Saibling, Kabeljau, Zander, Heilbutt, Steinbutt, Seehecht, Rotbarsch etc. | Aufgrund möglicher Belastungen (Antibiotika, Schwermetalle, Plastik etc.) sollten Sie einheimische Bio-Ware bzw. Wildfang mit MSC-Zeichen bevorzugen. |

| Brot, Bio-Beilagen und Getreideprodukte | |
|---|---|
| Im Regelfall gut verträglich: | Hinweis: |
| • selbst gebackenes Brot und Gebäck aus fein vermahlenem Bio-Getreide, auch Vollkornmehl<br>• ausschließlich Bio: Weiß-, Misch-, Vollkorn- und Grahambrot, Zwieback, Toastbrot, Reiswaffeln, Knäckebrot<br>• Dinkel-Teigwaren, Nockerl, Knödel<br>• Kartoffeln gegart, Püree<br>• Haferflocken, Reis, Grieß, Polenta, Hirse, Couscous, Buchweizen, Gerste<br><br>Langsam den Vollkornanteil steigern. | Brotbackmehlen werden sehr viele Zusatzstoffe beigemengt, die im fertigen Brot nicht mehr deklariert werden müssen und die im Verdacht stehen, entzündungsfördernd zu sein. Daher Brot idealerweise selber backen (keine Fertigbackmischungen!).<br><br>Frisches Brot und Gebäck sowie grobschrotige Brote können zu Blähungen führen. |

| Bio-Fleisch- und -Wurstwaren | |
|---|---|
| Im Regelfall gut verträglich: | Hinweis: |
| • magere Fleischsorten (Huhn, Pute, Schwein, Rind, Lamm)<br>• Hackfleisch/Faschiertes von mageren Fleischteilen, zarter Kalbsbraten, Roastbeef<br>• magere Wurstsorten wie z. B. Schinken, Krakauer, Kalbspariser<br>• magere Fleischaufstriche<br><br>Bevorzugen Sie fettarme Zubereitungen wie Braten in der Folie, Kochen, Dünsten, Schmoren oder Grillen am Plattengrill. | Fettreiche, stark geräucherte und gepökelte Fleisch- und Wurstwaren (z. B. Debreziner, Leberkäse, Speck etc.) sowie fettreiches, scharf gebratenes und dunkel gegrilltes Fleisch sind schwer verdaulich und entzündungsfördernd. |

| Bio-Eier | |
|---|---|
| Im Regelfall gut verträglich: | Hinweis: |
| • zum Backen, Legieren und Verkochen (Aufläufe, Teige, Suppen etc.)<br>• fettarmes Rührei, Eierstich<br>• kernweiches Ei | Fettiges Rührei, hart gekochte Eier und Eiaufstriche können schwer verdaulich sein.<br><br>Zudem können nicht durchgegarte Eier Salmonellen enthalten. |

| Fette, Öle und Nüsse | |
|---|---|
| Im Regelfall gut verträglich: | Hinweis: |
| • hochwertige Pflanzenöle wie z. B. Raps-, Oliven-, Lein- und Hanföl<br>• Butter<br>• gut gekaute oder frisch gemahlene (ungesalzene) Nüsse<br><br>Pflanzliche Öle nicht zu stark erhitzen! | Gesalzene Nüsse und Kerne können bei Stenosen zu Verstopfung führen.<br><br>Wissenswert: Nüsse und Kerne (z. B. Walnüsse, Cashewkerne, Mandeln etc.) enthalten viele wertvolle Omega-3-Fettsäuren, die für unseren Organismus besonders wertvoll sind. Zudem liefern Nüsse hochwertiges Eiweiß.<br><br>Kaufen Sie Öle nur in Glasflaschen und lagern Sie diese kühl und dunkel. |

| Zucker, Süßes und Naschereien | |
|---|---|
| Im Regelfall gut verträglich: | Hinweis: |
| • sparsam Zucker, Honig und idealerweise selbst hergestellte Marmeladen verwenden<br>• Biskuit, Biskotten, Rührteig, Topfenstrudel und Strudelteig<br>• Pudding<br>• selbst zubereitete Süßspeisen wie z. B. Grieß-, Reis- und Quark-/Topfenauflauf, Scheiterhaufen, Kaiserschmarren etc.<br>• in geringen Mengen Weingummi, Bio-Kekse bzw. selbst gebackene Kekse | • Fette Cremeschnitten, Nuss- und Mohngebäck sowie in Fett gebackene Mehlspeisen (Krapfen, Pofesen, gebackene Mäuse) können die Verdauung herausfordern.<br>• Frische Hefemehlspeisen können Blähungen verursachen.<br>• Zuckeraustauschstoffe wie z. B. Sorbit, Mannit, Isomalt, Maltit, Maltitsirup, Lactit, Xylit etc. können Darmbeschwerden verstärken und in größeren Mengen abführend wirken.<br>• Naschereien und fertige Mehlspeisen liefern viele leere Kalorien, d. h. sie sind fett- und zuckerreich, enthalten aber wenige Mikronährstoffe. Außerdem enthalten sie häufig viele Zusatzstoffe, die im Verdacht stehen, entzündungsfördernd zu sein, und deshalb nicht auf Ihrem Speiseplan vorkommen sollten. |

## Remissionsphase – bekömmliche Dauerkost

Ihre Ernährung soll Ihren Darm dauerhaft gesund erhalten. Dazu kann ergänzend zu den vorherigen Kapiteln Folgendes zusammengefasst werden:

### Essen Sie „smart"!

**s**aisonal
: Saisonale, biologische Lebensmittel enthalten in der Regel mehr Mikronährstoffe und weniger unerwünschte Substanzen.

**m**agen-darm-freundlich
: Berücksichtigen Sie Lebensmittelintoleranzen und wählen Sie Ihre Speisen und Getränke so aus, dass Sie eine optimale Stuhlkonsistenz erzielen.

**a**bwechslungsreich
: Abwechslungsreiche Kost fördert die Bakterienvielfalt im Darm. Diese ist für die Darmgesundheit Voraussetzung.

**r**egional
: Idealerweise beziehen Sie Ihre Lebensmittel aus dem eigenen Garten bzw. vom Bio-Bauern, den Sie kennen.

**t**raditionell
: Ob Ihre Ernährung traditionell ist, können Sie mit der Frage „Hätten sich die Menschen vor 150 Jahren auch so ernährt?" auf den Grund gehen.

**Hinweis:** Verzichten Sie völlig auf Industriebrot, da in diesen Produkten die meisten Zusatzstoffe versteckt sind. Natürlich gibt es Bäckereien, die sich auf die Herstellung von naturbelassenem Dinkelbrot spezialisiert haben. Teilweise führen auch Bio-Läden naturbelassenes Brot und Gebäck. Oder Sie backen Ihr Brot nach einem der zahlreichen folgenden Rezepte selbst.

# REZEPTE

## Ein Wort zuvor

In diesem Rezeptteil werden bewusst darmschonende und sehr leicht verdauliche Rezepte vorgestellt. Sollten bei Ihnen keinerlei Verdauungsbeschwerden vorliegen, dann sollen Sie selbstverständlich auch auf andere biologisch zubereitete Speisen und Gerichte zurückgreifen. Um unerwünschte industriell zugesetzte Inhaltsstoffe möglichst gering zu halten, wurden bewusst biologische Zutaten ausgewählt.

## Grundlegende Empfehlungen

- Möglichst abwechslungsreich biologisch essen.
- Gut kauen und einspeicheln.
- Alle Mahlzeiten vorplanen, damit entsprechend eingekauft, vorgekocht und mitgenommen werden kann.

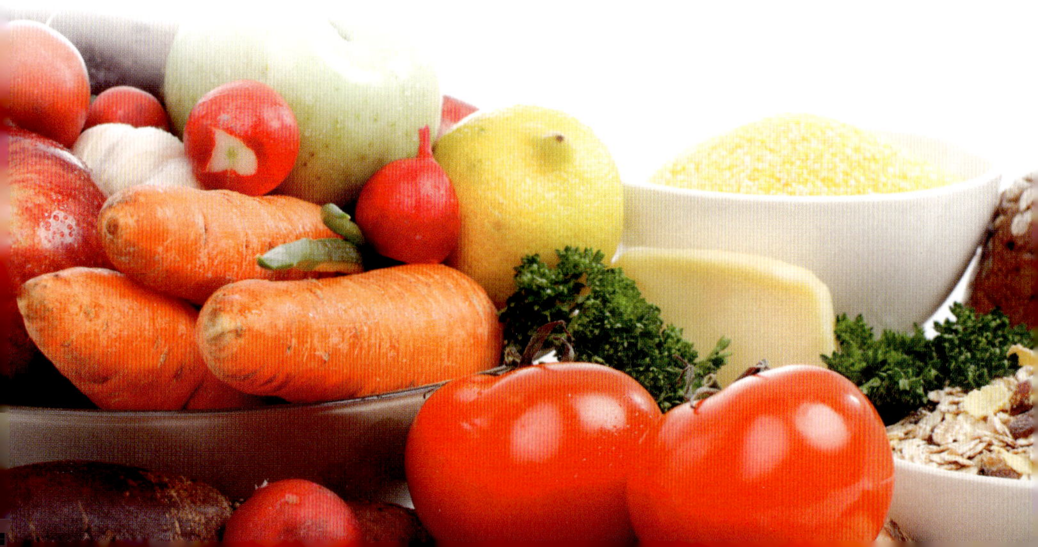

# BROT UND GEBÄCK

Die folgenden Brotrezepte sind bewusst weizenfrei, da Weizen erfahrungsgemäß von einigen PatientInnen schlecht vertragen wird und unklar ist, ob er individuell die Entzündung im Darm fördern kann. Weizen verfügt aber über sehr gute Backeigenschaften. Wenn Sie keine Schwierigkeiten mit der Verträglichkeit von Weizen haben, können Sie ihn natürlich auch in Ihren Speiseplan aufnehmen.

## Tipps und Hinweise zum Brotbacken

- Die angegebenen Flüssigkeitsmengen sind immer Richtwerte. Der tatsächliche Bedarf ist von Temperatur, Vermahlungsgrad und Eiweißgehalt abhängig. Daher immer zuerst einen Teil der Flüssigkeit zurücklassen.
- In diesen Rezepten wurden ganze Körner bewusst geschrotet, weil sie bei Stenosen zu Schmerzen führen können. Sie sollen unmittelbar vor der Zubereitung mit einem Cutter oder einem Zwiebelschneider zerkleinert werden. Davor die Körner mit etwas Mehl vermengen.
- Für eine längere Frischhaltung der Brote
  - die Flüssigkeit geringfügig erhöhen und
  - gebackenes Brot portionsweise einfrieren und bei Bedarf auftauen.
- Je länger der Teig Zeit zum Gehen hat, desto besser wird das Brot. Er kann auch angerührt 1 bis maximal 2 Tage im Kühlschrank zugedeckt gelagert werden. Mögliche Vorteile:
  - Man benötigt eher weniger Hefe und hat keinen Hefegeschmack.
  - Das Mehl verkleistert besser und der Teig kann leichter bearbeitet werden.
  - Das Brot wird nicht so bröckelig.
- Brot und Gebäck immer mit Dampf backen. Dafür einfach ein hitzebeständiges Gefäß mit warmem Wasser in den Ofen stellen.

- Die üblichen Kastenformen für Brot sind deutlich größer als für Kuchen. Wenn in den folgenden Rezepten von Kastenformen die Rede ist, sind die kastenförmigen Brotbackformen gemeint.
- Backformen mit Backpapier auslegen.
- Schrot ist etwas gröber vermahlenes Korn. Man kann dieses (meist auf Bestellung) im Reform- oder Bioladen kaufen bzw. selbst mit einer Getreidemühle mahlen.
- Da der Keimling im Mehl wertvolle Fette enthält, die v. a. bei höheren Temperaturen rasch verderben, sollten Sie immer nur die tatsächlich benötigten Mengen an Mehlen oder Schrot kaufen.
- In den Brotrezepten wurde bewusst auf Zucker verzichtet und alternativ Ahornsirup verwendet. Zucker macht die Krume dunkler und fester.
- Wenn keine Laktoseunverträglichkeit vorliegt, brauchen Sie keine laktosefreie Milchprodukte verwenden.

## Maßeinheiten – Schätzhilfe

**Ahornsirup**
1 TL = ca. 5 ml
1 EL = ca. 15 ml

**Milch**
1 TL = ca. 5 ml
1 EL = ca. 15 ml

**Hefe (trocken)**
1 Pkg. = ca. 7 g

**Hefe (frisch)**
1 Würfel = ca. 42 g

**Öl**
1 TL = ca. 3 ml
1 EL = ca. 10 ml

**Salz**
1 TL = ca. 5 g
1 EL = ca. 15 g

**Mehl**
1 TL = ca. 3 g
1 TL gehäuft = ca. 7 g
1 EL = ca. 10 g
1 EL gehäuft = ca. 15 g

**Backpulver**
1 TL = ca. 3 g
1 EL = ca. 10 g
1 Pkg. = ca. 17 g

## GRUNDREZEPT SAUERTEIG

**Biologische Zutaten für einen selbst zubereiteten Sauerteig:**

**Tag 1:**

- 50 g Roggenvollkornmehl
- 50 ml Wasser (lauwarm)

**Tag 2–5 (gesamt):**

- 50 g Roggenvollkornmehl
- 50 ml Wasser (lauwarm)

**Zubereitung Tag 1:**
Roggenvollkornmehl und Wasser verrühren und bei Zimmertemperatur zugedeckt 24 Std. stehen lassen.

**Zubereitung Tag 2–5:**
Immer gleich viel Roggenvollkornmehl und Wasser mit der angesetzten Masse verrühren und wieder 24 Std. zugedeckt stehen lassen.
Wenn man mehr Sauerteig braucht, kann man auch etwas mehr Mehl und Wasser nehmen. Wichtig ist, dass Mehl und Wasser immer das gleiche Verhältnis haben.

## SAUERTEIG MIT BACKFERMENT ZUBEREITET

**Biologische Zutaten:**

**Tag 1:**

- 20 g Backferment
- 220 ml Wasser (ca. 40° C)
- 100 g Dinkelmehl (mittelgrob)
- 100 g Dinkelmehl

**Tag 2:**

- 100 ml Wasser (ca. 40° C)
- 150 g Dinkelmehl
- 150 g Dinkelvollkornmehl

**Zubereitung Tag 1:**
Backferment im Wasser auflösen. Alle Zutaten hinzufügen und gut rühren. Der Teig soll mindestens 12–18 Std. bei ca. 28–30° C rasten. Wichtig ist dabei eine Bläschenbildung.

**Zubereitung Tag 2:**
Den angesetzten Teig mit den neuen Zutaten zusammenmischen und bei 30° C mindestens 5 Std. stehen lassen. Das Volumen sollte sich um das 2,5- bis 3-Fache erhöhen. Bei niedrigerer Temperatur kann es bis zu 24 Std. dauern, bis der Grundansatz ausgereift ist.

**Info:** Backferment besteht aus einem speziellen Sauerteig, der aus Weizen, gelber Saaterbse und Honig hergestellt wird.

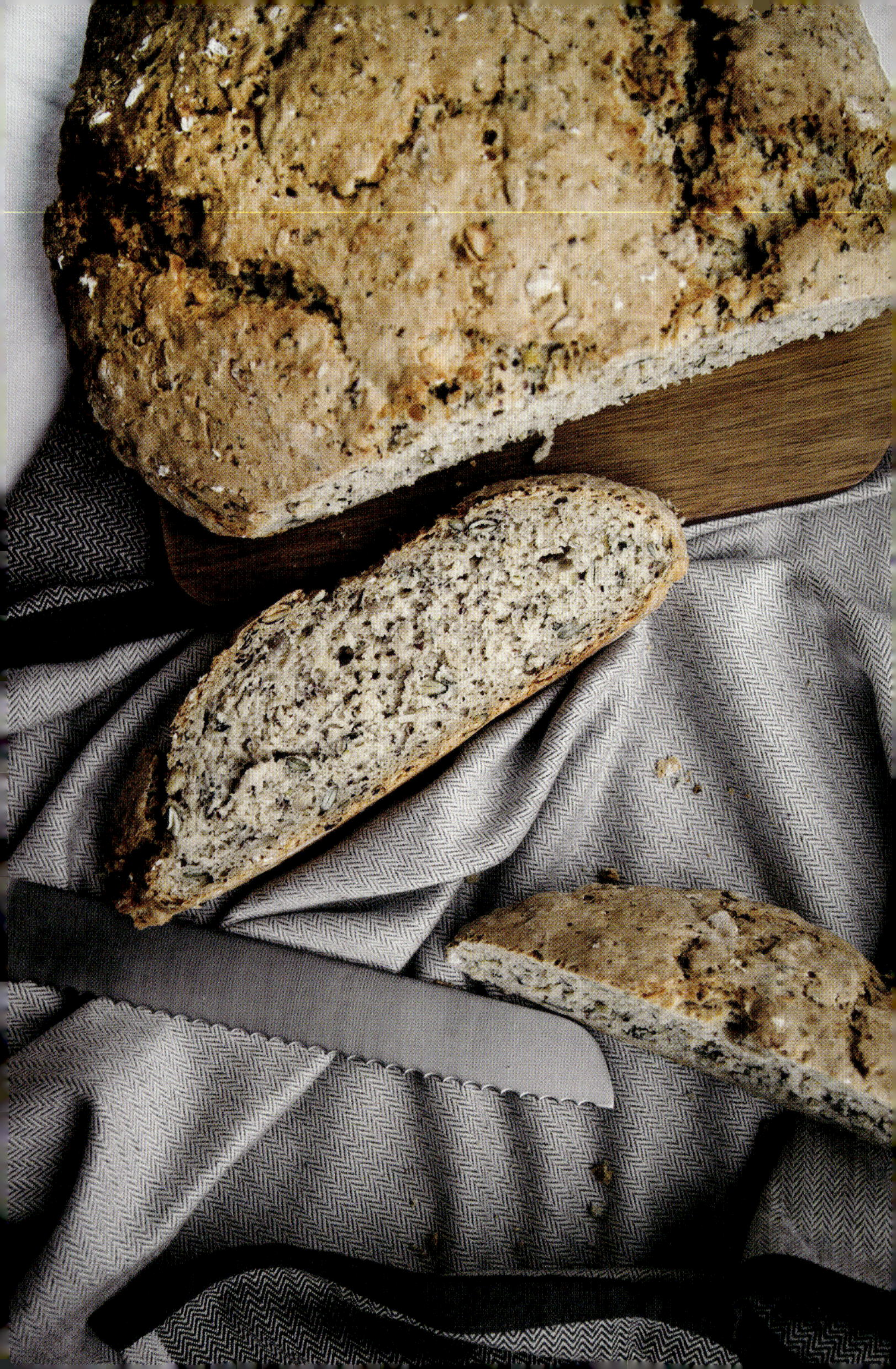

## KÜRBISKERNBROT

**Biologische Zutaten für 1 Kastenform:**

- 500 g Dinkelmehl
- 300 g Roggenmehl
- 200 g Haferflocken
- 42 g Hefe (frisch)
- 1 l Wasser (lauwarm)
- 15 g Salz
- 20 g Sonnenblumenkerne (geschrotet)
- 20 g Sesam (geschrotet)
- 150 g Kürbiskerne (geschrotet)
- 10 g Brotgewürz

**Zubereitung:**

Hefe mit der Hälfte des Wassers in einer Schüssel abrühren. Alle trockenen Zutaten sowie das restliche Wasser dazugeben und gut durchkneten, bis ein geschmeidiger Brotteig entsteht.

Anschließend den Teig für 2 Std. zugedeckt an einem warmen Ort gehen lassen.

Danach den Teig zu einem Brotlaib formen und bei 200° C für 50–60 Min. backen.

**Tipp:** Kürbiskerne sind reich an Eiweiß und enthalten viele lebensnotwendige Inhaltsstoffe, wie zum Beispiel ungesättigte Fettsäuren, Kalium, Magnesium, Kalzium, Zink, Selen, die Vitamine A, B, C, und E.

## DINKELBROT MIT BACKFERMENT NACH KASCHIK*

**Biologische Zutaten für 4 Kastenformen:**

**Tag 1: (Vorteig):**

- 5 g Backferment
- 750 ml Wasser (30–40° C)
- 50 g Grundansatz
- 600 g Dinkelvollkornmehl
- 50 g Roggenvollkornmehl

**Tag 2: (Hauptteig):**

- 1450 g Vorteig
- 1150 g Dinkelvollkornmehl
- 30 g Salz
- 15 g Brotgewürz
- 30 ml Rapsöl
- 500–600 ml Wasser (50–60° C)

**Zubereitung Tag 1:**

Backferment in warmem Wasser auflösen. Alle Zutaten vermengen und mindestens 12 Std. bei 23–25° C bedeckt rasten lassen.

**Zubereitung Tag 2:**

Alle Zutaten mischen und mindestens 1 Std. rasten lassen.

Anschließend auf ein gut bemehltes Nudelbrett legen, in 3 gleiche Teile teilen und diese in einer Schüssel zugedeckt für ca. 1–2 Std. warm stellen.

Dann mit Wasser bepinseln und bei 250° C in den Backofen geben. Nach 5 Min. die Temperatur auf 180° C reduzieren und insgesamt für ca. 50 Min. backen.

**Info:** Die klassische Brotgewürzmischung besteht meist aus den vier Gewürzen Koriander, Anis, Fenchel und Kümmel.

* Dieses Rezept ist ursprünglich das Rezept einer großen Bäckerei. Die Verträglichkeit dieser Zusammensetzung bei Morbus Crohn wurde klinisch getestet, sie wird deshalb hier aufgeführt. Der Herstellungsaufwand ist für einen üblichen Haushalt aber relativ groß. Wer wenig Zeit hat, greift am besten zu den übrigen Brotrezepten in diesem Buch.

## ROGGEN-DINKEL-BROT AUS DEM TONTOPF

**Biologische Zutaten:**

- 335 g Dinkelmehl
- 100 g Roggenvollkornmehl
- 7 g Hefe (trocken)
- 8 g Salz
- 10 g Brotgewürz
- 350 ml Wasser (lauwarm)
- 10 g Butter (laktosefrei, für den Tontopf)

**Zubereitung:**

Mehl, Trockenhefe, Salz und Brotgewürz in einer großen Schüssel durchmischen. Wasser zugießen und kurz rühren, bis ein gut gebundener Teig entsteht. Mit Klarsichtfolie abdecken und über Nacht an einem nicht zu kühlen Ort stehen lassen.

Die saubere Arbeitsplatte mit Mehl bestauben und den Teig daraufkippen. Der Teig wird sehr feucht sein und sich enorm ziehen. Den Teig von allen vier Seiten einmal zur Mitte falten, umdrehen, sodass die Narbe nach unten zeigt, und erneut für 2 Std. rasten lassen.

Einen Römertopf aus Ton für ca. 15 Min. einwässern, anschließend mit Butter bestreichen und mit Mehl bestauben. Den Brotteig in die Form füllen und den Deckel daraufsetzen.

Danach den Topf in den kalten Backofen schieben und bei 200° C für ca. 1 Std. backen. Dann den Deckel abnehmen und das Brot für weitere 5–10 Min. backen, bis eine schöne Kruste entsteht.

**Tipp:** In gewässerten Tontöpfen zu garen, ist eine der ältesten Zubereitungsmethoden. Dadurch bekommt das Brot genug Feuchtigkeit.

## DINKEL-SAUERMILCH-BROT

**Biologische Zutaten für 1 Kastenform:**

- 7 g Hefe (trocken)
- 150 ml Milch (laktosefrei)
- 5 ml Ahornsirup
- 50 g Butter (laktosefrei)
- 300 g Dinkelschrot
- 100 g Buchweizenmehl
- 250 ml Sauermilch (laktosefrei)
- 125 ml Wasser
- 5 g Salz
- 5 g Kümmel

**Zubereitung:**

Hefe in lauwarmer Milch auflösen und mit Ahornsirup gehen lassen. Butter schmelzen.

Alle Zutaten zu einem Teig verkneten und für mindestens 1 Std. aufgehen lassen. Danach in eine mit Backpapier ausgelegte Kastenform füllen. Anschließend noch einmal aufgehen lassen.

Zwischenzeitlich den Ofen vorheizen und den Teig anschließend bei ca. 200° C für 40 Min. backen.

**Tipp:** Sauermilch im Brotteig verleiht einen frischen, säuerlichen Geschmack.

## ROGGEN-DINKEL-SAUERTEIG-BROT

**Biologische Zutaten für 1 Kastenform:**

- 3 g Kümmel
- 5 g Koriandersamen
- 5 g Fenchelsamen
- 250 g Sauerteig (Rezept siehe oben)
- 350–400 g Roggenvollkornmehl
- 100–150 g Dinkelvollkornmehl
- 400 ml Wasser (lauwarm)
- 5 g Salz

**Zubereitung:**

Kümmel, Koriandersamen und Fenchelsamen im Mörser zerstampfen.

Den Sauerteig mit Roggen- und Dinkelvollkornmehl sowie Salz und Gewürzen verrühren. Wasser dazugeben und mit der Hand oder der Küchenmaschine einige Minuten kneten.

Teig im gut bemehlten Brotkorb für 5–10 Std. gehen lassen. Je länger der Teig gehen kann, desto säuerlicher schmeckt er.

Backofen bei Ober- und Unterhitze auf 230° C vorheizen. Eine hitzebeständige Schale mit Wasser auf die unterste Schiene im Ofen stellen.

Brotteig vorsichtig auf ein mit Backpapier belegtes Backblech stürzen und mit Wasser bepinseln. Nach 10 Min. die Temperatur auf 175° C reduzieren und für weitere 50–55 Min. fertig backen.

**Tipp:** Konservieren von Sauerteig: Vom fertigen Teig eine Handvoll zur Seite legen und einfrieren. 48 Std. vor dem erneuten Brotbacken zum Auftauen und Reifen ins Wasser legen.

## DINKELSCHROT-BROT

**Biologische Zutaten für 1 Kastenform:**

- 450 ml Wasser (lauwarm)
- 50 ml Rapsöl
- 10 g Salz
- 20 g Hefe (frisch) oder 10 g Hefe (trocken)
- 500 g Dinkelschrot
- 5 g Brotgewürz
- Karotten, Walnüsse, Samen (nach Belieben)

**Zubereitung:**

Wasser, Rapsöl, Salz und Hefe in einer großen Schüssel verrühren. Danach den Schrot einrühren und den Teig anschließend zugedeckt für ca. 2 Std. gehen lassen.

Eine Kastenform mit Backpapier auslegen, den Teig hineinfüllen und für mindestens 2 Std. in der Kastenform gehen lassen.

In der Zwischenzeit den Ofen auf ca. 210° C vorheizen. Anschließend mit einem Messer einen Längsschnitt in das Brot eindrücken. Das Brot mit etwas Rapsöl bepinseln und bei 210° C für etwa 40–50 Min. backen.

Nach Belieben können Brotgewürze, klein geschnittene Karotten, geschrotete Walnüsse, Kerne oder Samen untergemischt werden.

**Tipp:** Dinkel enthält mehr Magnesium, Zink, Mangan und Kupfer als der verwandte Weizen.

## VITALBROT

**Biologische Zutaten für 1 Kastenform:**

- 150 g Haferflocken (geschrotet)
- 100 g Sonnenblumenkerne (geschrotet)
- 50 g Leinsamen (geschrotet)
- 50 g Mandeln (geschrotet)
- 40 g Flohsamen (geschrotet)
- 6 g Johannisbrotkernmehl
- 6 g Maisstärke
- 6 g Chiasamen (geschrotet)
- 5 g Salz
- 5 g Brotgewürz
- 500 ml Wasser (lauwarm)
- 30 ml Öl
- 10 ml Reissirup

**Zubereitung:**

Zu Beginn alle trockenen Zutaten vermengen und danach alle flüssigen Zutaten hinzufügen. Es soll eine dickflüssige Masse entstehen, die in eine mit Backpapier ausgekleidete Kastenform gefüllt wird.

Die Masse soll mindestens einige Stunden oder über Nacht zugedeckt im Kühlschrank quellen. Danach die Masse im vorgeheizten Backofen bei 200° C auf unterster Schiene backen. Nach 20 Min. das Brot vorsichtig auf einen Gitterrost stürzen und noch etwa 1 Std. bei 175° C fertig backen.

**Tipp:** Flohsamen sind glutenfrei. Es wird ihnen eine stuhlregulierende und darmschleimfördernde Wirkung zugesprochen.

## HIRSETOPF

**Biologische Zutaten für 1 Brotlaib:**

- 655 g Hirse
- 1300 ml Wasser
- 320 g Buchweizenmehl
- 25 g Salz
- 10 g Brotgewürz
- 300 ml Mineralwasser (lauwarm)
- 10 ml Ahornsirup
- Sesam, Leinsamen, Sonnenblumen- oder Kürbiskerne (geschrotet, nach Belieben)

**Zubereitung:**

Hirse mit der doppelten Menge Wasser verrühren, weich kochen und ausquellen lassen.

Buchweizenmehl, Salz, Gewürz und Samen bzw. Kerne beimengen. Anschließend Ahornsirup und Mineralwasser untermischen, sodass ein gut gebundener und geschmeidiger Teig entsteht. Er soll für mindestens 1 Std. rasten.

Danach den Teig in eine feuerfeste Form füllen und im Backofen bei 180° C für ca. 1 Std. backen.

**Tipp:** Hirse enthält kein Gluten, ist leicht verdaulich und gut bekömmlich. Außerdem gilt sie als guter Lieferant für Silicium, Eisen und Magnesium. Sie kann nicht als Vollkorngetreide, sondern nur in geschälter Form verzehrt werden.

## KARTOFFELBROT

**Biologische Zutaten für 1 Kastenform:**

- 500 g Kartoffeln (mehlig)
- 200 g Kartoffelstärke
- 125 ml Wasser
- 50 g Sonnenblumenkerne (geschrotet)
- 50 g Buchweizenmehl
- 7 g Hefe (trocken)
- 5 g Salz

**Zubereitung:**

Kartoffeln schälen, die Hälfte davon kochen und die andere Hälfte fein reiben. Die gekochten Kartoffeln noch heiß durch eine Kartoffelpresse drücken.

Anschließend alle Kartoffeln mit Kartoffelstärke, den geschroteten Sonnenblumenkernen, Buchweizenmehl, Hefe und Salz zu einem geschmeidigen Teig vermengen. Bei zu fester Masse kann etwas lauwarmes Wasser hinzugefügt werden.

Danach die Masse in eine mit Backpapier ausgelegte Kastenform füllen. Das Brot bei 200° C für ca. 1 Std. backen.

**Tipp:** Sonnenblumenkerne enthalten viel Vitamin E und sind besondere Eiweißlieferanten. Sie können vom Eiweißgehalt durchaus mit Fleisch verglichen werden.

## MAISMEHLBROT

**Biologische Zutaten für 1 Kastenform:**

- 200 g Quark/Topfen (laktosefrei)
- 2 Eier
- 50 ml Rapsöl
- 250 ml Milch (laktosefrei)
- 10 g Salz
- 250 g Maismehl
- 200 g Buchweizenmehl
- 17 g Backpulver (glutenfrei)

**Zubereitung:**

Quark, Eier, Öl und Milch in einer Schüssel vermengen und anschließend Salz, beide Mehlsorten und Backpulver untermischen. Den Teig für etwa 1 Std. an einem warmen Ort gehen lassen.

In der Zwischenzeit den Backofen vorheizen und die Kastenform mit Backpapier auslegen.

Die Masse in die Kastenform füllen und das Brot für ca. 50 Min. bei 200° C backen.

**Tipp:** Buchweizen schmeckt wie ein Getreide, ist jedoch ein Knöterichgewächs und somit glutenfrei. Er liefert zwar mengenmäßig weniger Eiweiß als Weizen, enthält jedoch alle acht lebensnotwendigen Aminosäuren und hat somit eine bessere Zusammensetzung an Aminosäuren als Getreide.

## EIWEISSBROT FÜR BROTBACKAUTOMATEN

**Biologische Zutaten:**

- 250 g Quark/Topfen (laktosefrei)
- 4 Eier
- 5 g Salz
- 17 g Backpulver (glutenfrei)
- 100 g Leinsamen (geschrotet)
- 30 g Dinkel- oder Haferkleie (geschrotet)
- 100 ml Wasser (lauwarm)

**Zubereitung:**

Quark, Eier, Salz und Wasser kurz in der Backform abrühren. Trockene Zutaten vermengen und zugeben.

Im Brotbackautomaten mit einem Normalprogramm für Brot backen.

Natürlich kann dieses Rezept auch ohne Brotbackautomaten herkömmlich im Backofen in einer Kastenform gebacken werden.

**Tipp:** Dieses Rezept geht sehr schnell, ist eiweißreich und enthält fast keine Kohlenhydrate.

**Tipp:** Brotbackautomaten eignen sich für alle, die ohne Aufwand regelmäßig Brot selbst backen möchten.

## HERBSTBROT

**Biologische Zutaten für 1 Brotlaib:**

- 900 g Hokkaido-Kürbis
- 450 g Dinkelschrot
- 50 g Maismehl
- 30 ml Kürbiskernöl
- 10 g Salz
- 21 g Hefe (trocken)
- 35 g Kürbiskerne (geschrotet)

**Zubereitung:**

Kürbis entkernen, in kleine Stücke schneiden und mit der Schale in einem Topf für ca. 10 Min. weich dünsten. Anschließend den Kürbis mit einem Pürierstab oder einem Cutter fein mixen.

Die Masse mit Dinkelschrot, Maismehl, Salz, Öl und Hefe zu einem Teig kneten. Falls der Teig zu fest ist, kann etwas lauwarmes Wasser zugefügt werden.

Danach die geschroteten Kürbiskerne unterheben und den Teig für etwa 1 Std. gehen lassen. Anschießend den Teig nochmals durchkneten und einen runden Brotlaib formen. Diesen mit einem Messer strahlenförmig einritzen. Das Brot erneut 15 Min. gehen lassen und den Backofen auf 180° C vorheizen.

Danach das Brot auf ein mit Backpapier belegtes Blech setzen und bei 180° C für 10 Min. anbacken. Anschließend die Temperatur auf 160° C reduzieren und das Brot für weitere 30–40 Min. backen. Wenn das Brot beim Klopfen hohl klingt, ist es fertig gebacken.

**Tipp:** Das Kürbisfleisch liefert eine Vielzahl an wichtigen Inhaltsstoffen wie Vitamin A, C, E, Magnesium oder Ballaststoffe.

## MISCHKORNBROT

**Biologische Zutaten für 1 Kastenform:**

- 200 g Buchweizenmehl
- 100 g Reismehl
- 100 g Quinoamehl
- 100 g Amarantmehl
- 21 g Hefe (trocken)
- 20 g Sesam (geschrotet)
- 20 g Sonnenblumenkerne (geschrotet)
- 10 g Brotgewürz
- 5 g Guarkernmehl
- 5 g Salz
- 500 ml Wasser (lauwarm)

**Zubereitung:**

Alle trockenen Zutaten gut miteinander vermengen und anschließend lauwarmes Wasser hinzufügen. Die Masse gut mit dem Mixer verrühren, bis der Teig eine sehr weiche Konsistenz hat. Teig in eine mit Backpapier ausgelegte Kastenform füllen und für ca. 1 Std. gehen lassen.

Backofen zwischenzeitlich vorheizen und das Brot anschließend bei 220° C für ca. 1 Std. backen.

**Info:** Amarant enthält kein Gluten und hat zudem einen auffallend hohen Ballaststoffanteil, was sich positiv auf das Sättigungsgefühl und die Darmgesundheit auswirkt.

## KAROTTENBRÖTCHEN

**Biologische Zutaten für 4 Brötchen:**

- 120 g Karotten
- 50 g Kastanienmehl
- 50 g Reismehl
- 20 g Kartoffelmehl
- 30 g Sesam (geschrotet)
- 10 g Leinsamen (geschrotet)
- 7 g Hefe (trocken)
- 5 g Salz

**Zubereitung:**

Karotten schälen und reiben. Die Mehle in einer Schüssel vermengen. Salz, Hefe, Leinsamen, Sesam und Karotten dazumischen. Die Masse zunächst für etwa 1 Std. an einer warmen Stelle zugedeckt gehen lassen.

Aus dem Teig 4 gleiche Laibe formen und diese auf ein Blech mit Backpapier legen. Danach das Gebäck noch einmal für mindestens 30 Min. zugedeckt gehen lassen und anschließend im vorgeheizten Ofen bei 175° C für ca. 20 Min. backen.

**Info:** Kastanienmehl ist reich an Kohlenhydraten und Mineralstoffen und enthält kein Gluten. Es ist nur in Kombination mit anderen Mehlen backfähig.

## BUCHWEIZENLAIB

**Biologische Zutaten für 1 Brotlaib:**

- 400 g Buchweizen
- 100 g Braunhirsemehl
- 100 g Kastanienmehl
- 7 g Hefe (trocken)
- 10 g Brotgewürz
- 5 g Salz
- 500 ml Wasser (lauwarm)
- 20 ml Essig
- 20 ml Rapsöl

**Zubereitung:**
Alle trockenen Zutaten vermengen und anschließend Wasser, Essig und Öl dazumischen und gut verkneten. Einen Brotlaib formen und gehen lassen.
Zwischenzeitlich den Backofen vorheizen. Das Brot auf ein Backblech stürzen und für ca. 1 Std. bei 250° C backen.

**Info:** Braunhirse kann nicht wie gewöhnliche Hirse geschält werden. Sie wird fein vermahlen und als ballaststoffreiche Nahrungsergänzung angeboten.

## GLUTENFREIES ZUCCHINIBROT

**Biologische Zutaten für 1 Kastenform:**

- 375 g Brotbackmischung (glutenfrei, hell)
- 200 g Zucchini
- 200 ml Milch (laktosefrei)
- 125 g Kartoffelstärke
- 21 g Hefe (frisch)
- 20 ml Rapsöl
- 17 g Backpulver (glutenfrei)
- 5 g Salz

**Zubereitung:**
Teig laut Packungsangabe zubereiten. Zucchini fein raspeln, mit den restlichen Zutaten zum Teig mengen und gut durchkneten.
Den Teig an einem warmen Ort zugedeckt für ca. 1 Std. gehen lassen und danach nochmals durchkneten. Wenn der Teig sehr klebrig ist, kann etwas Mehl eingearbeitet werden.
Kastenform mit Backpapier auskleiden und den Teig hineinfüllen. Das Brot auf der untersten Schiene für ca. 40 Min. bei 200° C Heißluft backen.

**Info:** Die Zucchini gehört wie die Gurke zur Pflanzenfamilie der Kürbisgewächse. Bitter schmeckende Anteile sollten entfernt werden, da diese giftige Inhaltsstoffe (Cucurbitacine) enthalten.

## VOLLKORNBROT

**Biologische Zutaten für 1 Kastenform:**

- 50 g Hirse (gewaschen)
- 400 ml Wasser (lauwarm)
- 400 g Brotbackmischung (glutenfrei, dunkel)
- 125 g Magerquark/-topfen (laktosefrei, angewärmt)
- 30 g Butter (laktosefrei, weich)
- 50 g Sesam (geschrotet)
- 2,5 g Salz
- 21 g Hefe (frisch)

**Zubereitung:**

Hirse mit ca. ⅛ l Wasser aufkochen und für 5 Min. quellen lassen, dann abseihen und abkühlen lassen.
Teig laut Packungsangabe mit Hefe zubereiten. Quark, Butter, Sesam, Salz und Hirse untermengen.
Teig in eine mit Backpapier ausgelegte Kastenform füllen. Oberfläche mit nasser Teigkarte glatt streichen und für ca. 1 Std. an einem warmen Ort gehen lassen.
Auf der untersten Schiene für ca. 40 Min. bei 200° C Heißluft backen.

**Info:** Sesam gehört zu den Ölpflanzen und bietet demnach reichlich ungesättigte Fettsäuren. Er enthält eine beachtliche Menge an Kalzium und Selen.

**Achtung:** Einige Menschen reagieren auf Sesam allergisch!

## GLUTENFREIES BAGUETTE

**Biologische Zutaten für 2 Baguettes:**

- 300 ml Milch (laktosefrei, lauwarm)
- 42 g Hefe (frisch)
- 5 ml Ahornsirup
- 500 g Brotbackmischung (glutenfrei, hell)
- 50 g Butter
- 1 Ei
- 5 g Salz

**Zubereitung:**

Milch mit Hefe und Ahornsirup vermengen. Die Hefemilch mit Mehl, Butter, Ei und Salz gut verkneten und für ca. 30 Min. rasten lassen.
Den Teig danach halbieren, jede Hälfte auseinanderdrücken und auf einem Backblech mit Backpapier platzieren. Den Teig für etwa 30 Min. gehen lassen und anschließend bei 220° C für gut 20 Min. backen.

**Info:** Das Baguette kann auch nach Belieben gefüllt werden.

**Info:** Ahornsirup enthält im Vergleich zu Zucker weniger Fruktose. Achten Sie darauf, ein Naturprodukt zu kaufen, da Ahornsirup auch synthetisch hergestellt werden kann.

## GLUTENFREIES JOGHURTBROT

**Biologische Zutaten für 1 Kastenform:**

- 560 g Brotbackmischung (glutenfrei, hell)
- 10 g Salz
- 20 g Flohsamenschalen
- 32 g Backpulver (glutenfrei)
- 650 g Joghurt (laktosefrei)
- 2 Eier
- 20 ml Rapsöl

**Zubereitung:**

Backofen auf 190° C Ober- und Unterhitze vorheizen.

Backmischung, Salz und Flohsamenschalen in eine Schüssel geben. Danach die restlichen Zutaten beimengen und die Masse für etwa 5 Min. rasten lassen.

Eier dazugeben und alles mit der Küchenmaschine auf höchster Stufe für ca. 5 Min. rühren.

Die zähe Masse in eine mit Backpapier ausgekleidete Kastenform streichen und für etwa 45–50 Min. backen.

**Tipp:** Durch das Beimengen von Joghurt in den Brotteig wird das Brot innen besonders fluffig mit einer herrlich knusprigen Kruste außen.

## BEKÖMMLICHES DINKEL-HIRSE-BROT

**Biologische Zutaten für 1 Laib:**

- 150 g Hirse
- 42 g Hefe (frisch)
- 10 ml Ahornsirup
- 300 ml Wasser (lauwarm)
- 250 g Dinkelmehl
- 100 g Quark/Topfen (laktosefrei)
- 1 Ei
- 10 g Butter (laktosefrei)
- 5 g Salz
- 5 g Brotgewürz

**Zubereitung:**

Hirse aufkochen und quellen lassen. Hefe mit Ahornsirup, etwas Mehl und wenig lauwarmem Wasser anrühren und stehen lassen. Quark mit Ei abrühren und mit den restlichen Zutaten einen Hefeteig abschlagen. Mindestens 1 Std. an einem warmen Ort gehen lassen.

Laib formen bzw. den Teig in eine Backform geben und bei 200° C für etwa 40 Min. goldgelb backen.

## GLUTENFREIES KNÄCKEBROT

**Biologische Zutaten:**

- 400 ml Wasser (kalt)
- 100 g Sesam (ungeschält, geschrotet)
- 100 g Sonnenblumenkerne (geschrotet)
- 60 g Teffmehl
- 60 g Buchweizenflocken
- 60 g Quinoamehl
- 60 g Haferflocken (geschrotet)
- 40 ml Rapsöl
- 30 g Karotten (klein geschnitten, getrocknet)
- 20 g Chiasamen
- 10 g Sauerteigansatz (Trockensauerteig)
- 5 g Salz

**Zubereitung:**

Alle Zutaten zu einem dicken Brei verrühren und für ca. 1 Std. kühl stellen.

Danach die Masse auf ein mit Backpapier ausgelegtes Blech streichen. Teigkarte dabei immer wieder in Wasser tauchen.

Backofen auf 200° C Unter- und Oberhitze vorheizen. Das Blech auf die mittlere Schiene schieben und die Masse für ca. 15 Min. backen. Anschließend die Temperatur auf 170° C reduzieren und für ca. 30–35 Min. fertig backen.

Das Knäckebrot auskühlen lassen und in Stücke brechen.

**Info:** Knäckebrot ist schon seit Langem ein beliebtes Nahrungsmittel, da es aufgrund seiner Beschaffenheit sehr lange haltbar ist.

## GLUTENFREIER STRIEZEL

**Biologische Zutaten für 1 Striezel:**

- 100 ml Milch (laktosefrei)
- 30 g Butter (laktosefrei)
- 7 g Hefe (trocken)
- 250 g Mehl (glutenfrei)
- 50 ml Ahornsirup
- 2 Eier (davon ein Teil zum Bestreichen)
- 1 Eigelb
- 3 g Salz
- etwas Vanille
- etwas Zitronenschale

**Zubereitung:**

Milch erwärmen und Butter sowie Hefe darin auflösen.

Anschließend alle Zutaten zusammen in einer großen Schüssel zu einem glatten, geschmeidigen Teig kneten. Bei klebriger Konsistenz kann etwas Mehl hinzugegeben werden. Den Teig anschließend mindestens 30 Min. gehen lassen.

Den Teig erneut durchkneten, teilen und 3 oder mehr Stränge daraus rollen. Diese zu einem Zopf flechten. Nochmals 30 Min. gehen lassen.

Backofen auf ca. 180° C Ober- und Unterhitze vorheizen. Den Striezel mit Ei bestreichen und für ca. 35 Min. bei 180° C backen. Nach 10 Min. kann die Temperatur auf 160° C reduziert werden.

## QUARKBRÖTCHEN

**Biologische Zutaten für 20 Brötchen:**

- 600 g Mehl (glutenfrei)
- 14 g Hefe (trocken)
- 5 ml Ahornsirup
- 680 ml Wasser (lauwarm)
- 100 g Kartoffelstärke
- 100 g Quark/Topfen (laktosefrei)
- 20 g Butter (laktosefrei, weich)
- 10 g Salz
- 10 g Flohsamenschalen (geschrotet)

**Zubereitung:**

Mehl in eine Schüssel geben und in die Mitte eine Vertiefung drücken. Hefe und Ahornsirup hineingeben, 100 ml Wasser darübergießen und stehen lassen. Nach ca. 15 Min. sollten sich Blasen gebildet haben.

Danach die restlichen Zutaten dazugeben, den Teig für 5 Min. kneten und in einer Schüssel zugedeckt für 1 Std. ruhen lassen.

Eine Rolle formen und in 20 gleich große Stücke schneiden. Diese mit feuchten Händen zu länglichen Brötchen formen, auf ein mit Backpapier belegtes Blech setzen und für ca. 1 Std. gehen lassen.

Anschließend die Brötchen im vorgeheizten Backofen für 25 Min. bei 250° C Unter- und Oberhitze backen. Dann die Temperatur auf 175° C reduzieren und die Brötchen für weitere 15–18 Min. goldbraun fertig backen.

**Info:** Das Brot enthält als zusätzlichen Bestandteil Quark, der den Eiweißanteil im Brot erhöht. Eine ausreichende Eiweißzufuhr ist wichtig, um Mangelernährung und Muskelverlust vorzubeugen.

## GLUTENFREIES TOASTBROT

**Biologische Zutaten für 1 Kastenform:**

- 400 g Mehl (glutenfrei)
- 17 g Backpulver
- 100 ml Wasser
- 150 ml Buttermilch (laktosefrei)
- 60 g Butter (laktosefrei, flüssig)
- 15 ml Ahornsirup
- 1 Ei
- 5 g Salz

**Zubereitung:**

Mehl mit Backpulver vermengen, alle restlichen Zutaten hinzufügen und zu einem Teig kneten.

Den Teig in eine mit Backpapier ausgelegte Kastenform füllen und bei ca. 200° C für 40 Min. backen.

**Tipp:** Das glutenfreie Toastbrot kann sowohl ungetoastet als auch getoastet, pikant oder süß gegessen werden.

## GLUTENFREIE LANGSEMMEL

**Biologische Zutaten für ca. 15 Semmeln:**

- 500 g Mehl (glutenfrei)
- 400 ml Wasser
- 50 g Butter (laktosefrei)
- 30 ml Ahornsirup
- 14 g Hefe (trocken)
- 15 g Salz
- 1 Ei

**Zubereitung:**
Alle Zutaten zu einem Teig kneten und diesen 30 Min. rasten lassen. Teig zu länglichen Laibchen formen und auf ein Backblech mit Backpapier legen. Eine Kerbe einschneiden und die Semmeln für ca. 1 Std. gehen lassen. Anschließend im vorgeheizten Backofen bei 220° C für ca. 17 Min. backen.

**Tipp:** Die typische Frühstückssemmel hat eine leicht stopfende Wirkung und kann auch bei Durchfallerkrankungen gegessen werden.

## GRIECHISCHE GLUTENFREIE PITA

**Biologische Zutaten für 1 Laib:**

- 275 ml Wasser
- 250 g Mehl (glutenfrei)
- 30 ml Rapsöl
- 7 g Hefe (trocken)
- 5 g Salz

**Zubereitung:**
Alle Zutaten zu einem Teig vermengen und gut durchkneten. Anschließend für ca. 30 Min. rasten lassen.
Danach mit nassen Händen einen runden Brotlaib formen und flach auf ein Backblech mit Backpapier drücken. Der Laib kann zur Verzierung rasterförmig eingeschnitten werden.
Danach bei 220° C für ca. 30 Min. im vorgeheizten Backofen backen.

**Tipp:** Das klassische griechische Fladenbrot wird im Süden typischerweise zu Tsatsiki, gegrilltem Gemüse oder Fleisch gegessen.

## EMMER-FLADENBROT

**Biologische Zutaten für 6 Fladen:**

- 200 g Emmer (geschrotet)
- 2,5 g Salz
- 125 ml Wasser (lauwarm)
- 10 ml Rapsöl

**Zubereitung:**
Emmer salzen und nach und nach Wasser hinzufügen. Die Masse so lange rühren, bis ein glatter und weicher Teig entsteht. Danach das Öl einarbeiten und den Teig für mindestens 1 Std. rasten lassen.
Den Teig in 6 gleich große Stücke schneiden und zu Fladen ausrollen. Diese dann auf ein mit Backpapier belegtes Backblech legen und bei 200° C für 15 Min. backen. Der Backofen soll davor nicht aufgeheizt werden.

## QUINOABROT

**Biologische Zutaten für 1 Kastenform:**

- 750 g Quinoa (geschrotet)
- 125 g Butter (laktosefrei)
- 700 ml Mineralwasser
- 6 g Salz

**Zubereitung:**

Quinoaschrot mit geschmolzener Butter, Mineralwasser und Salz zu einem dickflüssigen Teig verrühren.

Den Teig in eine mit Backpapier ausgekleidete Kastenform füllen und bei 180° C Ober- und Unterhitze für ca. 2,5–3 Std. backen.

**Info:** Quinoa dient als eine wichtige pflanzliche Eiweißquelle und enthält alle acht lebensnotwendigen Aminosäuren. Der Mineralstoffgehalt ist ebenfalls deutlich höher als in gewöhnlichen Getreidesorten.

## MAISWAFFELN

**Biologische Zutaten für ca. 8 Waffeln:**

- 250 g Maismehl
- 60 g Maisstärke
- 10 g Butter (laktosefrei)
- 300 ml Mineralwasser
- 3 g Salz
- 5 ml Ahornsirup
- 20 ml Rapsöl (für das Waffeleisen)

**Zubereitung:**

Alle Zutaten zu einer cremigen Masse vermengen und diese portionsweise im gefetteten Waffeleisen auf mittlerer Stufe für ca. 3 Min. backen.

**Info:** Maismehl enthält kein Gluten und weist einen hohen Kohlenhydratanteil auf.

## AMARANT-SOJA-BRÖTCHEN

**Biologische Zutaten für 4 Brötchen:**

- 200 g Sojamehl
- 5 g Salz
- 500 ml Wasser
- 200 g Amarant (gepufft)

**Zubereitung:**

Sojamehl mit Salz und Wasser mischen, bis eine breiige Masse entsteht. Danach Amarant untermischen und so lange rühren, bis kein Teig mehr an den Fingern kleben bleibt.

Brötchen formen und bei 180° C Umluft für 20 Min. backen.

**Info:** Sojamehl ist sehr eiweißreich und zudem noch glutenfrei. Es erhöht dadurch in Kombination mit anderen Mehlsorten den Nährwertgehalt im Brot.

## GLUTENFREIES QUARKHÖRNCHEN

**Biologische Zutaten für 8 Hörnchen:**

- 350 g Mehl (glutenfrei, hell)
- 3 g Backpulver (glutenfrei)
- 5 ml Ahornsirup
- 5 g Salz
- 21 g Hefe (frisch)
- 200 ml Wasser (lauwarm)
- 30 ml Milch (laktosefrei)
- 150 g Quark/Topfen (laktosefrei)
- 20 ml Rapsöl
- 1 Eigelb

**Zubereitung:**

Mehl, Backpulver, Ahornsirup und Salz in einer Schüssel vermischen. Eine Vertiefung machen und die zerkrümelte Hefe hineinstreuen. Auf die Hefe lauwarmes Wasser und Milch gießen und mit etwas Mehl verrühren. Quark und Öl hinzugeben und alles gut miteinander verkneten. Die Schüssel zudecken und den Teig für 30 Min. ruhen lassen.

Auf eine Unterlage etwas Mehl streuen, den Teig auf das Mehl kippen und mit der Hand durchkneten.

Um die typische Hörnchenform zu erhalten, die Masse rund ausrollen. Dabei darauf achten, dass man den Teig wieder gut von der Arbeitsfläche lösen kann. Den Teig in 8 gleich große Tortenstücke teilen und die breite Seite zur Spitze hin einrollen.

Alle Hörnchen auf ein mit Backpapier belegtes Blech legen und abgedeckt für 20 Min. ruhen lassen. Mit verquirltem Eigelb bestreichen und im vorgeheizten Backofen bei 180° C Umluft für ca. 15 Min. backen.

## GLUTENFREIER POLENTA-BANANEN-KUCHEN

**Biologische Zutaten für 1 Kastenform:**

- 650 g Bananen (ca. 4 große, reife Bananen)
- 2 Eier (groß)
- 100 ml Ahornsirup
- 2,5 g Salz
- 55 ml Rapsöl
- 500 ml Milch (laktosefrei)
- 400 g Maisgrieß
- 17 g Backpulver (glutenfrei)

**Zubereitung:**

Backofen auf 175° C vorheizen.

Bananen zerdrücken und mit Eiern, Ahornsirup, Salz, Öl und Milch verrühren. Maisgrieß mit Backpulver mischen, unterrühren und für 10 Min. quellen lassen. Der Teig ist sehr flüssig, da der Maisgrieß die Flüssigkeit erst beim Backen aufnimmt.

Eine große Kastenform mit Backpapier auslegen, den Teig in die Form füllen und im unteren Drittel des Backofens für 45–50 Min. bei 175° C backen.

**Tipp:** Der Polenta-Bananenkuchen ist eine bekömmliche Nachmittagsjause.

# GETRÄNKE

## TEES MIT APPETITANREGENDER WIRKUNG

**Tipps**

Die Zutaten können Sie im Bioladen, in einer Drogerie oder in der Apotheke kaufen.

Alle Tees sollten ohne Zucker oder Süßstoff getrunken werden. Notfalls kann der Tee mit etwas Ahornsirup oder Bienenhonig gesüßt werden.

Trinken Sie ½ l des Tees über den Tag verteilt in kleinen Schlucken.

### INGWERWURZELTEE

**Zubereitung:**
Ingwer schälen, schneiden, mit heißem Wasser aufgießen und 10 Min. ziehen lassen.

### 3-KRÄUTER-TEE

**Zubereitung:**
Wermutkraut, Tausendgüldenkraut und Pfefferminze zu gleichen Teilen heiß überbrühen und 10 Min. ziehen lassen.

### ARTISCHOCKENBLÄTTER-, BENEDIKTENKRAUT- ODER BITTERHOLZÄSTE-TEE

**Zubereitung:**
Die Zutat heiß übergießen und 15 Min. ziehen lassen.

### HOPFENZAPFENTEE

**Zubereitung:**
2 TL Hopfenzapfen heiß ansetzen, 5 Std. stehen lassen und abseihen.

### KÜMMEL- UND SCHAFGARBENTEE

**Zubereitung:**
Kümmel und Schafgarbe zu gleichen Teilen heiß überbrühen und 10 Min. ziehen lassen.

### TEEMIX

**Zubereitung:**
Bitterorangenschale, Schafgarbe und Ingwerwurzel zu gleichen Teilen mit etwas Andornkraut heiß überbrühen und 10 Min. ziehen lassen.

# ISOTONE GETRÄNKE BEI STARKEM DURCHFALL ODER ERBRECHEN

## SCHWARZTEE

**Biologische Zutaten für 1 Liter:**

- 2 Schwarzteebeutel
- 1 l Wasser
- 40 g Traubenzucker
- 1 g Salz

**Zubereitung:**
1 l Tee mit 2 Schwarzteebeuteln kochen und anschließend Zucker und Salz hinzufügen. Zur Entfaltung der stopfenden Wirkung ca. 15 Min. ziehen lassen.

## HEIDELBEERTEE

**Biologische Zutaten für 1 Liter:**

- 6 EL Heidelbeeren (getrocknet)
- 1 l Wasser
- 35 g Traubenzucker
- 1 g Salz

**Zubereitung:**
6 EL Heidelbeeren aus der Apotheke mit Wasser kalt zustellen, 10 Min. kochen und dann 10 Min. ziehen lassen. Anschließend abseihen, Zucker und Salz hinzufügen und auf einen Liter auffüllen.

## KAROTTENSAFT

**Biologische Zutaten für 1 Liter:**

- 500 ml Karottensaft
- 500 ml Wasser
- 1 g Salz

**Zubereitung:**
Alle Zutaten miteinander vermischen.

## HOLUNDERBLÜTENSAFT

**Biologische Zutaten für 1 Liter:**

- 60 ml Holunderblütensirup
- 940 ml Wasser
- 1 g Salz

**Zubereitung:**
Alle Zutaten miteinander vermischen.

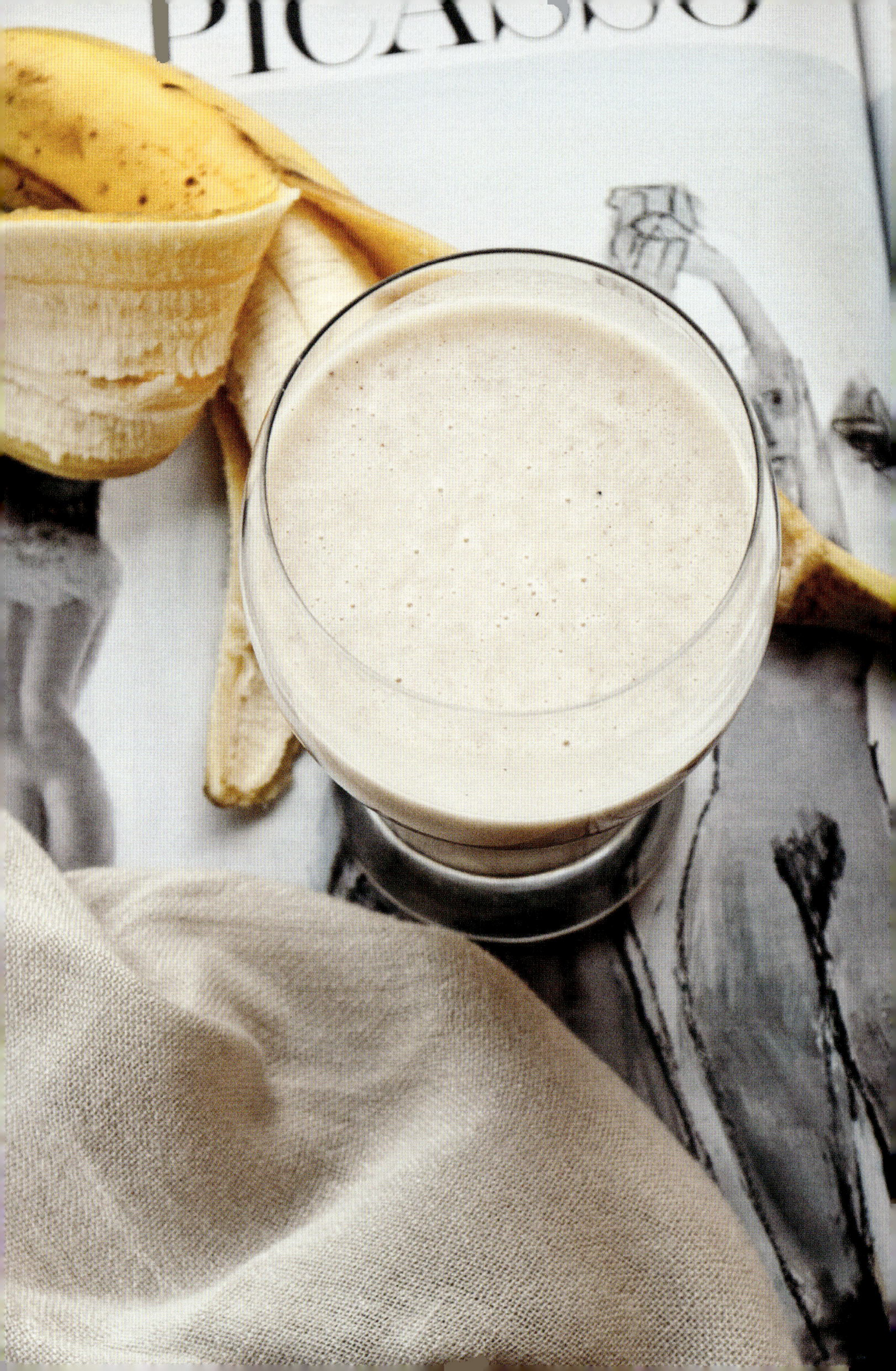
PICASSO

# SHAKES

**Tipp:** Alle Shakes löffeln oder langsam schluckweise trinken und gut einspeicheln.

## BANANEN-LASSI

**Biologische Zutaten für 2 Portionen:**

- 200 g Banane (1 Stk.)
- 400 g Sojajoghurt

**Zubereitung:**
Alle Zutaten mixen und kalt genießen.

## HIRSE-POWER-SHAKE

**Biologische Zutaten für 2 Portionen:**

- 200 g Banane (1 Stk.)
- 50 g gemischte Beeren
- 300 ml Karottensaft
- 100 ml Wasser
- 20 g Hirseflocken

**Zubereitung:**
Banane und Beeren mit Flüssigkeit mixen, Hirseflocken hinzufügen und gut verrühren. In Gläser füllen und mit Strohhalm und Beeren dekorieren.

**Info:** Shakes wurden in den USA populär und sind wertvolle Lieferanten für Energie, Vitamine, Mineralstoffe und Spurenelemente.

## GRÜNER SMOOTHIE

**Biologische Zutaten für 2 Portionen:**

- 50 g Cashewkerne
- 370 g Gurke (½ Stk.)
- 300 g Avocado (1 Stk.)
- 125 g Kopfsalat (½ Stk.)
- 65 g Tomaten (1 Stk.)

**Zubereitung:**
Zu Beginn die Cashewkerne mixen, danach alle Zutaten dazugeben, gut mixen und sofort oder gekühlt genießen.

## BEEREN-SPINAT-SMOOTHIE

**Biologische Zutaten für 2 Portionen:**

| |
|---|
| 125 g Babyspinat |
| 100 g Gurke |
| 60 g Heidelbeeren (frisch oder gefroren) |
| 60 g Himbeeren (frisch oder gefroren) |
| 300 ml Wasser |

**Zubereitung:**
Alle Zutaten gut mixen und sofort oder gekühlt genießen.

## HEIDELBEER-SMOOTHIE

**Biologische Zutaten für 2 Portionen:**

| |
|---|
| 250 g Joghurt (laktosefrei) |
| 100 g Heidelbeeren |
| 150 g Apfel (1 Stk.) |

**Zubereitung:**
Joghurt mit Heidelbeeren und einem geriebenen, braun gewordenen Apfel vermengen.

**Info:** Heidelbeeren sind besonders reich an Gerbstoffen und wirken zuverlässig bei akuten Durchfallerkrankungen.

## SCHNELLE BANANENFLAKES

**Biologische Zutaten für 2 Portionen:**

| |
|---|
| 200 g Banane (1 Stk.) |
| 20 g Cornflakes |
| 200 ml Milch (laktosefrei) |
| Ahornsirup, Zimt (nach Belieben) |

**Zubereitung:**
Alle Zutaten miteinander vermengen und warm oder kalt genießen.

# SUPPEN

## KAROTTENSUPPE NACH MORO

**Biologische Zutaten für 2 Portionen:**

- 500 g Karotten
- 1 l Wasser
- 3 g Salz

**Zubereitung:**

Karotten raspeln, in Wasser mindestens 1 Std. lang kochen, pürieren, salzen und gegebenenfalls auf 1 l auffüllen.
In kleinen Schlucken fünfmal täglich lauwarm trinken.
Alternativ können auch Frühkarotten (aus Kindergläschen) mit Wasser und Salz bzw. Karotten-Reisschleim (Hipp ORS 200) verwendet werden.

**Info:** Dieses klassische Gericht bewährt sich seit 1905 bei Durchfallerkrankungen.

## BUCHWEIZENSUPPE

**Biologische Zutaten für 4 Portionen:**

- 100 g Buchweizen
- 1 l Wasser
- 1 Tasse Suppengemüse (Petersilienwurzel, Gelbe Rüben, Sellerie, Karotten, Pastinaken)
- 10 ml Rapsöl
- Petersilie
- Salz

**Zubereitung:**

Buchweizen gut waschen und anschließend für 10 Min. in Wasser mit etwas Salz kochen. Das geschnittene Gemüse leicht in Öl anrösten und mit der Petersilie zum Buchweizen geben. So lange kochen, bis das Gemüse bissfest ist. Nach Belieben würzen.

**Info:** Als Brei oder Suppe gekocht, hat Buchweizen eine leicht stopfende Wirkung bei Durchfall.

## SELLERIECREMESUPPE

**Biologische Zutaten für 4 Portionen:**

- 500 g Sellerie
- 750 ml Wasser (bzw. Gemüsefond)
- 5 g Salz
- 5 ml Essig
- 30 g saure Sahne/ Sauerrahm (laktosefrei)
- Petersilie

**Zubereitung:**
Sellerie schälen und in kleine Würfel schneiden. Mit Wasser oder Gemüsefond dünsten und mit Salz sowie Essig würzen. Wenn die Sellerie weich gekocht ist, fein pürieren.
Anschließend die Suppe mit saurer Sahne und fein gehackter Petersilie abschmecken.

**Info:** Die Sellerieknolle gilt aufgrund ihrer antioxidativen Wirkung als Heilpflanze.

## REIS-WURZEL-EINTOPF

**Biologische Zutaten für 4 Portionen:**

- 1 Tasse Suppengemüse (Petersilienwurzel, Gelbe Rüben, Sellerie, Karotten, Pastinaken)
- 50 g Reis
- 3 g Liebstöckel
- Petersilie
- Salz
- 1 l Gemüse-Trinkbouillon

**Zubereitung:**
Klein geschnittenes Suppengemüse trocken anrösten. Reis und Gewürze beifügen und mit Gemüse-Trinkbouillon aufgießen. Köcheln lassen, bis Gemüse und Reis gar sind.

**Tipp:** Anstelle von Reis können Sie z. B. auch Hirse, Dinkel oder Rollgerste verwenden.

## HAFERCREMESUPPE

**Biologische Zutaten für 4 Portionen:**

- 20 g Haferflocken
- 1 l Gemüse-Trinkbouillon
- 6 g Liebstöckel
- Muskat
- Petersilie
- Salz

**Zubereitung:**
Haferflocken trocken anrösten und mit Gemüse-Trinkbouillon aufgießen. Mit Liebstöckel und Muskat würzen und zugedeckt für mindestens 15 Min. köcheln lassen.
Die Suppe fein pürieren und abschmecken.

**Info:** Die Ballaststoffe des Hafers können die Schleimhäute im Magen-Darm-Trakt schützen.

## GRIESSSUPPE

**Biologische Zutaten für 4 Portionen:**

- 40 g Grieß
- 1 l Gemüse-Trinkbouillon (siehe unten)
- Liebstöckel, Muskat, Petersilie
- Kümmel (geschrotet)

**Zubereitung:**

Grieß kurz anrösten und mit Gemüse-Trinkbouillon aufgießen. Zugedeckt für 15 Min. köcheln lassen.

Mit Liebstöckel, Muskat, Petersilie und geschrotetem Kümmel abschmecken.

**Tipp:** Eine gute Grießsuppe zeigt bei Durchfall schnelle Wirkung. Dinkelgrieß kann auch löffelweise mit etwas Flüssigkeit geschluckt werden. Er quillt und macht den Stuhl dadurch dicker.

## GEMÜSE-TRINKBOUILLON

**Biologische Zutaten für 4 Portionen:**

- 1 Tasse Suppengemüse
- 1 l Wasser
- Muskat, Liebstöckel, Nelke, Wacholderbeeren, Lorbeerblatt, Pfefferkörner, Piment, Kümmel
- Salz

**Zubereitung:**

Suppengemüse klein schneiden bzw. reiben und trocken im heißen Topf anrösten. Mit 1 l Wasser aufgießen und mit den Gewürzen für 30 Min. kochen. Dann das Gemüse abseihen.

**Tipp:** Diese Suppe wird bei starkem Durchfall gut vertragen und kann auch als Getränke-Ersatz verwendet werden. Die Selleriepflanze wird wegen ihrer ätherischen Öle und antibakteriellen Wirkstoffe besonders gerne als Heilpflanze genutzt.

## GEMÜSE-KRAFTBRÜHE

**Biologische Zutaten für 4 Portionen:**

- 40 g Quinoa
- 1 l Gemüse-Trinkbouillon
- 100 g Karotten
- 100 g Sellerie
- Muskat, Liebstöckel, Petersilie, Piment

**Zubereitung:**

Quinoa vor dem Kochen gut unter fließendem Wasser waschen, damit der bittere Geschmack vergeht. Anschließend mit der dreifachen Menge Wasser zum Kochen bringen und 15 Min. ausquellen lassen.

Inzwischen Karotten und Sellerie fein schneiden. Quinoa mit Gemüse-Trinkbouillon aufgießen, das fein geschnittene Gemüse hinzugeben, würzen und zum Kochen bringen.

Die Kraftbrühe ist fertig, wenn das Gemüse gar ist.

**Info:** Quinoa wird auch als „Gold der Inka“ bezeichnet und ist das eiweißreichste Getreide.

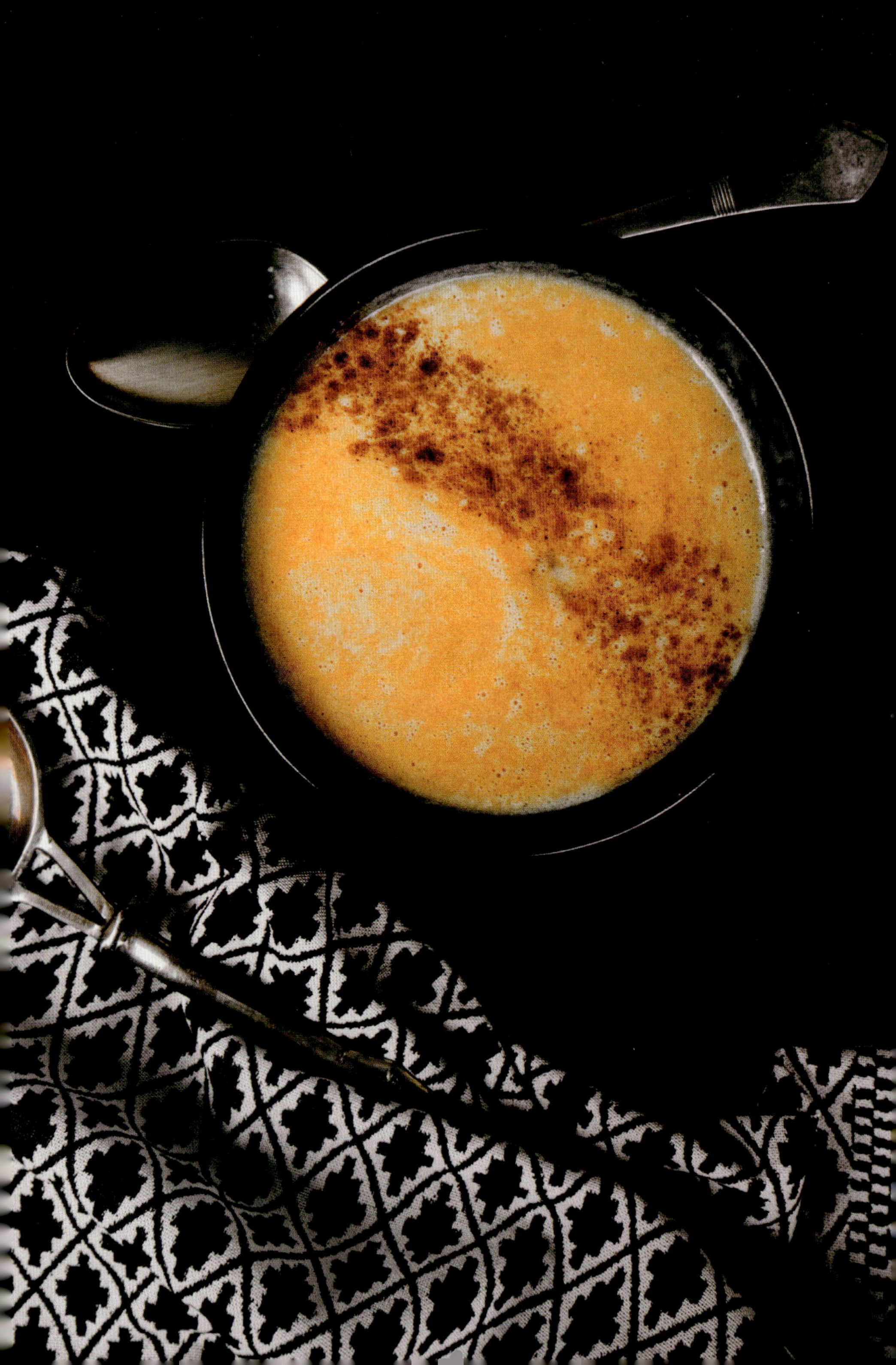

## ORANGEN-KAROTTEN-SUPPE

**Biologische Zutaten für 4 Portionen:**

- 300 g Karotten
- 600 ml Gemüse-Trinkbouillon (S. 107)
- 30 g saure Sahne/Sauerrahm (laktosefrei)
- Abrieb und Saft von 1 Orange
- 10 g Ingwer (gehackt)
- Muskat, Zimt
- Salz

**Zubereitung:**

Karotten mit Gemüse-Trinkbouillon weich kochen, saure Sahne zugeben und Suppe pürieren.

Mit Orangensaft und -abrieb, Ingwer, Muskat und Zimt abschmecken.

## HIRSESUPPE

**Biologische Zutaten für 4 Portionen:**

- 80 g Hirse
- 200 g Karotten
- 1 l Gemüse-Trinkbouillon
- Salz, Pfeffer
- Muskat, Petersilie

**Zubereitung:**

Hirse und fein geschnittene Karotten mit Gemüse-Trinkbouillon aufkochen. Die Hirse noch ausquellen lassen und die Suppe mit Gewürzen abschmecken.

**Info:** Goldhirse enthält viele Mineralstoffe und Spurenelemente, zudem ist sie glutenfrei und bei Magen-Darm-Problemen sehr bekömmlich.

## KÜRBISCREMESUPPE

**Biologische Zutaten für 4 Portionen:**

- 500 g Kürbis
- 5 ml Rapsöl
- 1 l Gemüse-Trinkbouillon
- 100 g Frischkäse (mager)
- Salz
- Thymian oder Petersilie

**Zubereitung:**

Kürbis schälen, in kleine Stückchen schneiden und in einem Topf in Öl kurz anschwitzen. Mit der Gemüse-Trinkbouillon aufgießen und weich dünsten.

Mit einem Pürierstab pürieren, abschmecken, mit Frischkäse verfeinern und mit frisch gehackten Kräutern servieren.

**Info:** Diese Cremesuppe kann mit allen möglichen Gemüsesorten zubereitet werden, wenn kein Kürbis zur Verfügung steht.

## TOPINAMBUR-CREMESUPPE

**Biologische Zutaten für 4 Portionen:**

- 400 g Topinambur
- 800 ml Gemüse-Trinkbouillon (S. 107)
- 100 ml Milch (laktosefrei)
- 100 ml Schlagsahne/-obers (laktosefrei)
- Salz, Pfeffer
- Kümmel (geschrotet)

**Zubereitung:**

Topinambur in kleine Stücke schneiden und kurz trocken anrösten. Mit Gemüse-Trinkbouillon aufgießen und weich kochen. Milch und Schlagsahne einrühren.

Suppe aufkochen, pürieren und mit Salz, Pfeffer und Kümmel abschmecken.

**Info:** Topinambur entfaltet erst beim Rösten sein kraftvolles Aroma.

## SUPPE MIT POLENTANOCKERL

**Biologische Zutaten für 4 Portionen:**

- 20 g Maisgrieß
- 40 ml Wasser
- 1 Prise Salz
- 1 Ei
- 5 g Butter (laktosefrei)
- 1 Prise Muskatnuss (gerieben)
- 1 l Gemüsesuppe

**Zubereitung:**

Maisgrieß in Salzwasser weich kochen und ausquellen lassen. Inzwischen Ei, Butter und Muskat schaumig rühren und danach den ausgekühlten Maisgrieß unterrühren. Die Masse etwas rasten lassen.

Anschließend die mit Löffeln geformten Nockerl in die aufgekochte Gemüsesuppe einlegen. Die Nockerl müssen für ca. 15 Min. in der Suppe ziehen.

**Tipp:** Polentanockerl können auch als Hauptspeise mit einer Sauce verzehrt werden, zum Beispiel mit Kerbelsauce.

# PIKANTE HAUPTSPEISEN OHNE FLEISCH

## OFENKARTOFFELN MIT SELLERIE-QUARK-CREME

**Biologische Zutaten für 4 Portionen:**

- 100 g Sellerie
- 200 ml Gemüse-Trinkbouillon (S. 107)
- Kümmel
- 250 g Quark/Topfen (laktosefrei)
- 150 g Crème fraîche (laktosefrei)
- Salz, Pfeffer
- 400 g Kartoffeln (4 Stk.)

**Zubereitung:**
Sellerie würfeln, mit Gemüse-Trinkbouillon und Kümmel zum Kochen bringen und anschließend pürieren. Mit Quark und Crème fraîche cremig rühren und mit Salz und Pfeffer abschmecken.
Kartoffeln halbieren und mit der Schnittfläche nach oben auf ein Backblech legen. Bei 200°C für ca. 35 Min. backen. Alternativ können auch gedämpfte Kartoffeln verwendet werden.
Die Sellerie-Quark-Creme zu den Kartoffeln reichen.

**Info:** Kümmel als Gewürz oder Teemischung ist wegen seiner stark antiseptischen und bakterientötenden Wirkung bei Durchfallerkrankungen gut geeignet.

## FEINER KÜRBIS-GEMÜSE-AUFLAUF

**Biologische Zutaten für 1 Auflauf:**

- 100 g Karotten
- 1 kg Kürbis
- 250 ml Wasser (bzw. Gemüsefond)
- 100 g Kartoffeln
- 70 g saure Sahne/Sauerrahm (laktosefrei)
- 125 g Joghurt (laktosefrei)
- 10 g Butter (laktosefrei)
- 2 Eier
- 50 g Käse (laktosefrei, mager)
- 5 g Salz
- Dill

**Zubereitung:**
In Scheiben geschnittene Karotten bissfest kochen.
Kürbis fein schneiden, salzen, in Butter anschwitzen und mit Wasser oder Fond aufgießen. Kürbis weich dünsten und mit einer fein geriebenen, rohen Kartoffel binden. Kurz aufkochen lassen und mit Dill abschmecken. Karotten untermischen.
Saure Sahne mit Joghurt und Eiern gut vermengen und würzen. Die Gemüsemasse in eine Auflaufform füllen, mit der Saure-Sahne-Sauce begießen und anschließend mit Käse bestreuen.
Den Auflauf im vorgeheizten Ofen bei 175°C so lange backen, bis eine schöne Käsekruste entsteht.

**Tipp:** Der Kürbis kann auch durch Süßkartoffeln ersetzt werden.

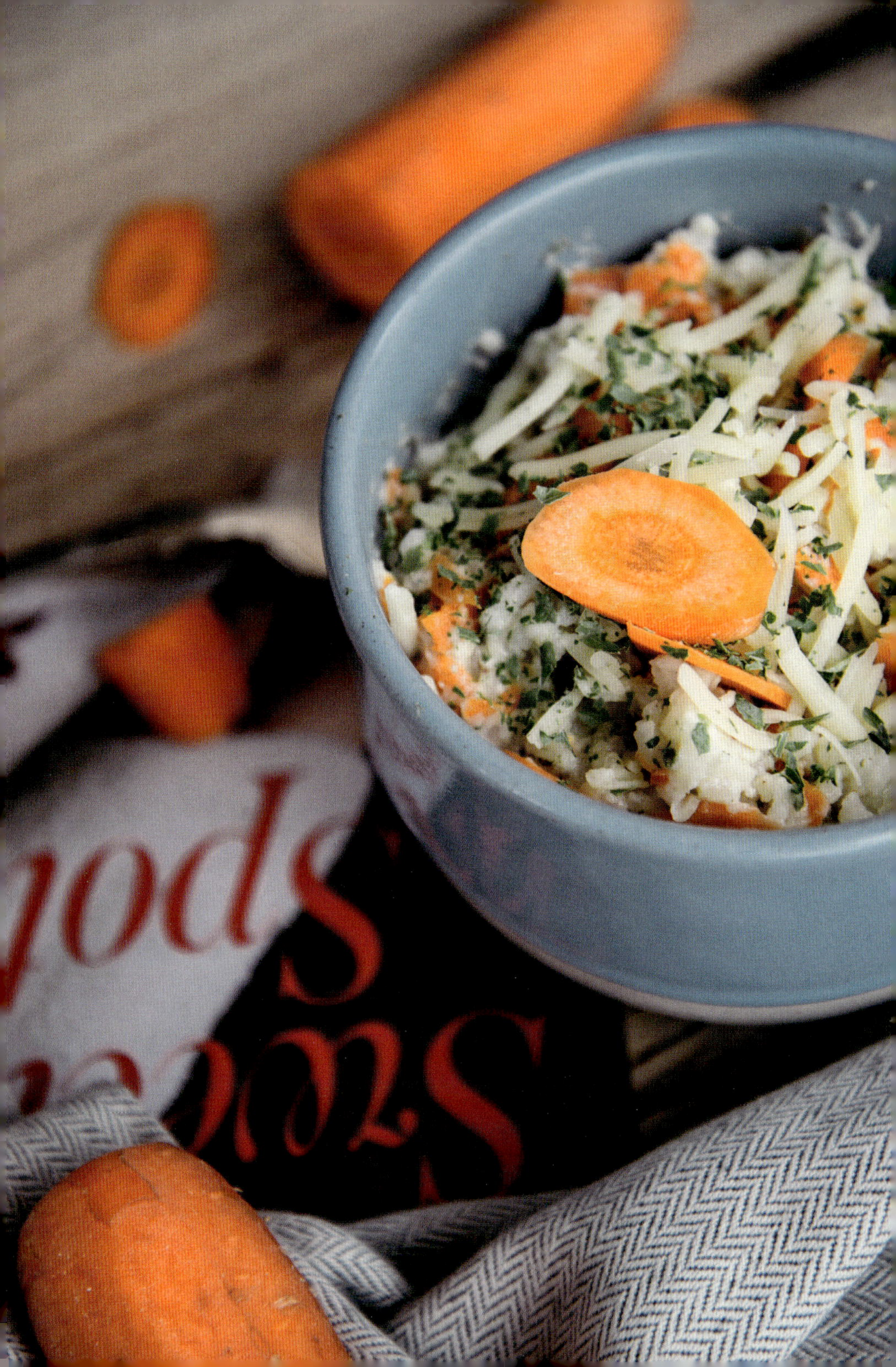

## KAROTTEN-RISOTTO

**Biologische Zutaten für 4 Portionen:**

- 300 g Karotten
- 150 g Risottoreis
- 1 Prise Muskatnuss (gerieben)
- 5 ml Rapsöl
- 600 ml Gemüse-Trinkbouillon (S. 107)
- Fenchelsamen, Basilikum
- Salz, Pfeffer
- 50 g Hartkäse (gerieben, laktosefrei)
- 50 g Schlagsahne/-obers (laktosefrei)
- Petersilie

**Zubereitung:**

Karotten fein schneiden und mit Reis und Muskat kurz in Öl anrösten. Schluckweise mit Gemüse-Trinkbouillon aufgießen. Dabei immer warten, bis der Reis die Flüssigkeit ganz aufgenommen hat. Mit Fenchel, Basilikum, Salz und Pfeffer würzen.
Risotto unter ständigem Rühren für insgesamt 20 Min. dünsten lassen.
Am Ende der Garzeit Schlagsahne und geriebenen Hartkäse untermischen. Mit Petersilie bestreuen.

## VOLLKORN-GEMÜSESTRUDEL

**Biologische Zutaten für den Strudelteig:**

- 70 g Dinkelmehl (glatt)
- 70 ml Wasser (warm)
- 20 ml Rapsöl

**Biologische Zutaten für die Füllung:**

- 125 g Karotten
- 60 g Zucchini
- 70 g Gelbe Rüben
- 70 g Fenchel
- 70 g Kartoffeln
- 70 g Champignons
- 70 g Frischkäse (laktosefrei, mager)
- 10 g Butter (laktosefrei)
- Salz, Kräuter

**Zubereitung:**

Aus Mehl, Wasser und Öl einen Strudelteig bereiten.
Karotten, Zucchini und Gelbe Rüben in Streifen schneiden. Fenchel, Kartoffeln und Champignons in mundgerechte Stücke teilen und sämtliches Gemüse kurz blanchieren. Gemüse mit Frischkäse und Butter vermengen, dünsten und würzen.
Die abgekühlte Masse in den Strudelteig füllen und für ca. 30 Min. bei 175° C goldgelb backen.

**Info:** Dazu passt ein Saure-Sahne-Dip mit Kräutern und Preiselbeeren.

## DINKELREIS

**Biologische Zutaten für 4 Portionen:**

- 300 g Dinkelreis
- 500 ml Gemüse-Trinkbouillon (S. 107)
- 30 g Frischkäse (laktosefrei)
- 100 g Hartkäse (gerieben, laktosefrei)
- Salz, Pfeffer

**Zubereitung:**
Dinkelkörner mit Gemüse-Trinkbouillon zum Kochen bringen und bei schwacher Hitze quellen lassen.
Frischkäse und geriebenen Hartkäse unter den Dinkel heben. Kurz aufkochen lassen und abschmecken.

**Info:** Dinkel ist äußerst verträglich und hat eine harmonisierende Wirkung auf den Körper.

## REISLAIBCHEN

**Biologische Zutaten für 4 Portionen:**

- 600 g Reis
- 250 g Quark/Topfen (laktosefrei)
- 1 Ei
- Kerbel, Schnittlauch
- Salz, Pfeffer

**Zubereitung:**
Reis kochen. Quark, Ei, Gewürze und Kräuter glatt rühren und mit dem gekochten Reis vermengen.
Aus der Masse mit nassen Händen Laibchen formen und im Backofen bei 180° C hellbraun backen.

**Tipp:** Als Hauptspeise mit Gemüse oder als Beilage zu Fleisch bestens geeignet.

## CHAMPIGNON-RISOTTO

**Biologische Zutaten für 4 Portionen:**

- 400 g Champignons
- 10 ml Rapsöl
- 400 g Risottoreis
- 1,5 l Gemüse-Trinkbouillon
- Salz
- 20 g Butter (laktosefrei)

**Zubereitung:**
Champignons putzen und in kleine Stücke schneiden. Öl in einem Topf erhitzen und Champignons und Risottoreis für 10 Min. glasig dünsten. Mit etwas Gemüse-Trinkbouillon ablöschen und einkochen lassen.
Anschließend die Gemüse-Trinkbouillon schluckweise eingießen und unter ständigem Rühren die Flüssigkeit bei mittlerer Hitze einkochen lassen.
Sobald der Reis bissfest ist, mit Salz abschmecken und mit kalter Butter verfeinern.

**Tipp:** Um die Geschmacksvielfalt zu erweitern, kann dieses Gericht auch mit Parmesan verfeinert werden.

## DINKELRISOTTO

**Biologische Zutaten für 2 Portionen:**

- 150 g Dinkel
- 100 g Zucchini
- 5 ml Rapsöl
- 220 ml Gemüse-Trinkbouillon (S. 107)
- frische Kräuter
- Salz
- 60 g Käse (laktosefrei, mager)

**Zubereitung:**
Dinkel in Salzwasser für 20 Min. weich kochen. Topf vom Herd nehmen und für 5 Min. nachziehen lassen.
Zucchini in kleine Würfel schneiden und in etwas Öl anschwitzen. Mit Gemüse-Trinkbouillon ablöschen und weich dünsten. Dann den Dinkel dazugeben und mit frischen Kräutern und Salz würzen. Zum Schluss noch Käse zugeben und rühren, bis eine cremige Konsistenz entsteht. Anrichten und mit Kräutern bestreuen.

**Info:** Dinkel wird nach demselben Prinzip wie weißer Reis gekocht, muss jedoch etwas länger garen.

## POLENTA-KÄSE-SCHNITTEN

**Biologische Zutaten für 4 Portionen:**

- 500 ml Wasser
- 500 ml Milch (laktosefrei)
- Salz
- Salbei, Rosmarin
- 250 g Maisgrieß
- 100 g Hartkäse (gerieben, laktosefrei)

**Zubereitung:**
Wasser, Milch, Salz, Salbei und Rosmarin aufkochen. Topf vom Herd nehmen und unter ständigem Rühren Maisgrieß einrieseln lassen. Bei schwacher Hitze für 5 Min. ausquellen lassen.
Polentamasse auf ein Backblech streichen, Käse darauf verteilen und im vorgeheizten Ofen bei 220° C für ca. 10 Min. überbacken.

## VEGANE BOLOGNESE

**Biologische Zutaten für 4 Portionen:**

- 400 g Karotten
- 10 ml Rapsöl
- 25 g Tomatenmark
- Salz, Pfeffer, Basilikum
- 750 ml Gemüse-Trinkbouillon
- 250 g Räuchertofu
- Parmesan

**Zubereitung:**
Karotten raspeln und kurz im heißen Topf mit Öl anrösten. Tomatenmark und Gewürze zugeben. Mit Trinkbouillon aufgießen und weich dünsten.
Vor dem Servieren klein würfelig geschnittenen Tofu dazugeben und mit Parmesan bestreuen.

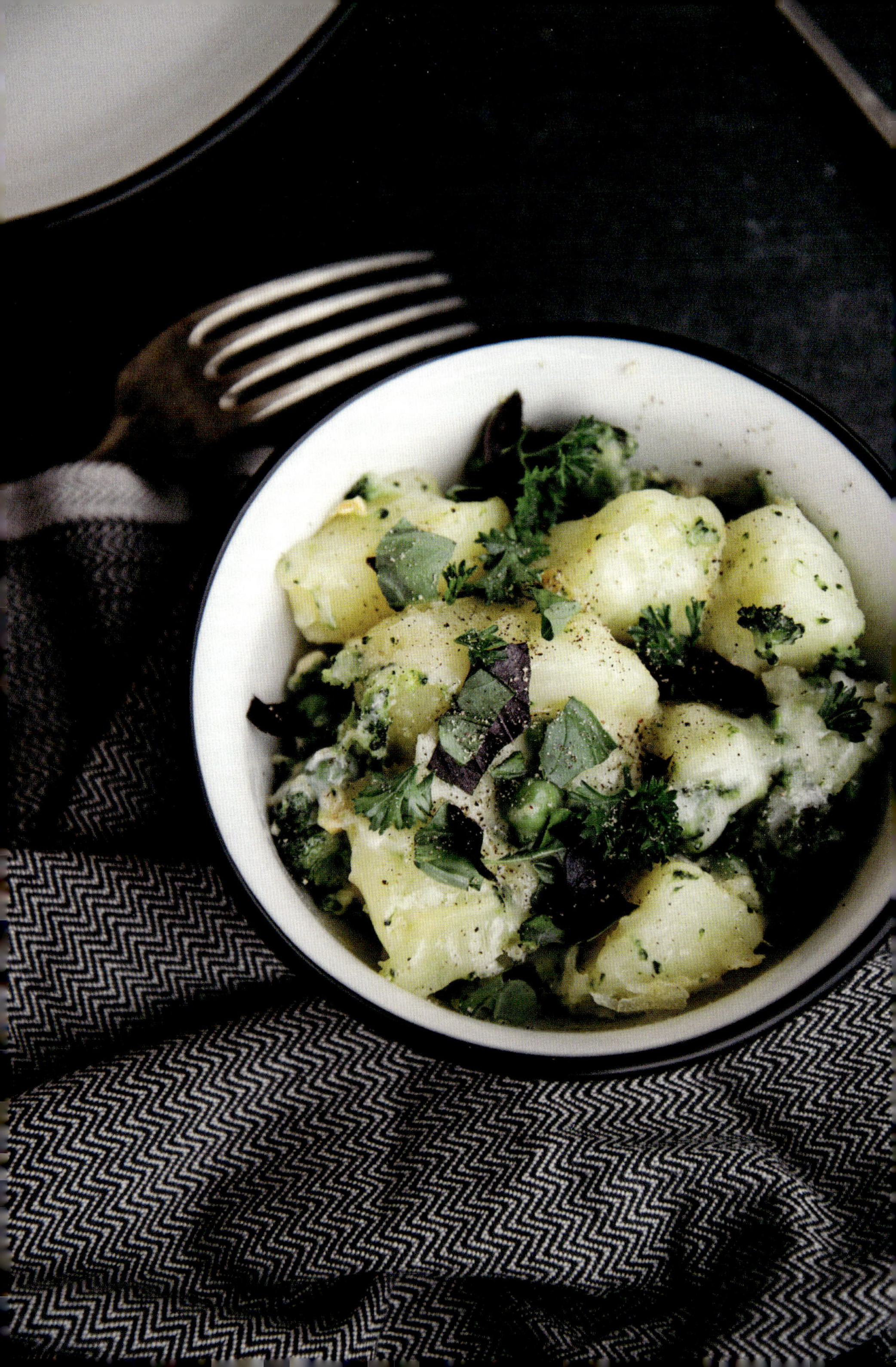

## PFANNE À LA KÜHLSCHRANK

**Biologische Zutaten für 1 Portion:**

- 5 ml Rapsöl
- 150 g Stärkebeilage (gekocht), z. B. Kartoffeln (geschnitten), Reis, Teigwaren ...
- 150 g Gemüse (gekocht)
- 1 Ei
- 20 g Käse (gerieben, laktosefrei)
- frische Kräuter (Basilikum, Petersilie, Rosmarin ...)
- Salz, Pfeffer, Muskat (nach Belieben)

**Zubereitung:**

Öl in einer Pfanne erhitzen, Stärkebeilage darin kurz anrösten und gekochtes Gemüse beifügen.

Mit verquirltem Ei übergießen, mit Käse bestreuen und nach Belieben würzen. Zugedeckt kurz druchbacken lassen, bis das Ei völlig gestockt ist.

**Tipp:** Ideal zur schnellen Resteverwertung. Natürlich können auch Fleischreste oder andere Zutaten verwendet werden. Durch die unterschiedlichen Komponenten und durch Kreativität beim Würzen entsteht jeweils ein neues Geschmackserlebnis.

## GEMÜSELAIBCHEN

**Biologische Zutaten für 4 Portionen:**

- 400 g Zucchini (2 Stk.)
- 200 g Karotten (2 Stk.)
- 400 g Sellerie (1 Stk.)
- 100 g Fenchel
- 30 ml Rapsöl
- 250 g Kartoffeln (3 Stk.)
- 100 g Mais
- 1 Prise Salz
- Kräuter
- 2 Eier
- 30 g Dinkelmehl

**Zubereitung:**

Zucchini, Karotten und Sellerie schälen und würfeln. Fenchel klein schneiden und in etwas Öl anschwitzen. Gewürfeltes Gemüse hinzufügen und dünsten.

Kartoffeln mit der Schale im Druckkochtopf 20 Min. dämpfen. Schälen, mit einer Gabel zerdrücken und mit dem Gemüse in einer Schüssel vermengen.

Mais dazurühren und alles mit Salz und Kräutern abschmecken. Eier und Dinkelmehl gut mit der Masse vermischen.

Mit einem großen Löffel Portionen aus der Masse stechen und zu Laibchen formen. Die Laibchen im Ofen bei 175° C goldbraun backen.

**Info:** Zu den Gemüselaibchen passt sehr gut ein Joghurtdip mit frischen Kräutern.

## TOMATEN-ZUCCHINI-RISOTTO

**Biologische Zutaten für 2 Portionen:**

- 125 g Risottoreis
- 10 ml Rapsöl
- 500 ml Gemüse-Trinkbouillon
- 130 g Tomaten (2 Stk., geschält)
- 200 g Zucchini (1 Stk.)
- 5 g Salz
- Basilikum
- Parmesan (laktosefrei)

**Zubereitung:**

Reis in Rapsöl anschwitzen, mit Gemüse-Trinkbouillon schluckweise aufgießen und darin weich dünsten.

Die geschälten Tomaten und die Zucchini würfelig schneiden und zum Risotto hinzufügen.

Das Risotto salzen, bis zur gewünschten Konsistenz dünsten und mit fein gehacktem Basilikum und Parmesan bestreuen.

**Achtung:** Die Schale der Tomate kann zu Problemen im Magen-Darm-Bereich führen und wird daher entfernt.

# HAUPTSPEISEN MIT FLEISCH

## Tipps zur Zubereitung von gebratenem, rotem Bio- oder Wildfleisch:

- Das verwendete Fleisch soll Raumtemperatur haben.
- Große Stücke werden vor dem Garen gesalzen, kleine und dünne Stücke danach.
- Grundsätzlich gibt es die Möglichkeiten
  - dünne Fleischstücke zu grillen – Hier eignet sich v. a. ein guter Plattengrill.
  - das Fleisch im Backofen zu braten – Beispiel: Schweinebraten. Der Geschmack wird wesentlich dadurch beeinflusst, ob das Fleisch offen oder zugedeckt und kürzer bei höherer Temperatur oder länger bei niederer Temperatur gegart wird.
  - das Fleisch anzubraten und anschließend zugedeckt weich dünsten zu lassen – Beispiel: Rindsrouladen.
- Das Fleisch nach dem Braten immer für 10 Min. gut zugedeckt rasten lassen. Dadurch entspannen sich die Fasern und es wird weicher.

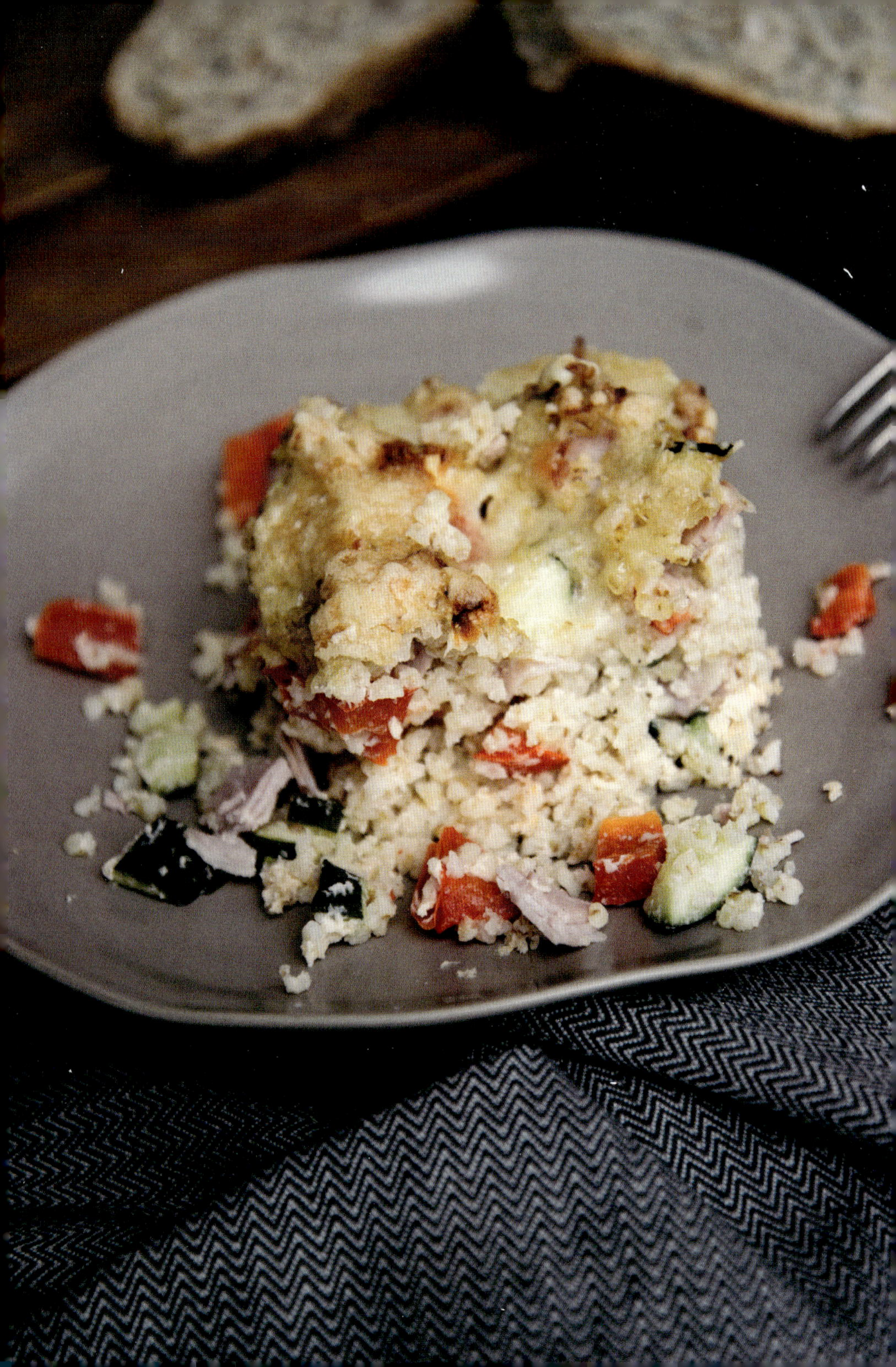

## SCHINKEN-BULGUR-AUFLAUF

**Biologische Zutaten für 1 Auflauf:**

- 200 g Bulgur
- 600 ml Gemüse-Trinkbouillon (S. 107)
- 2 Eier
- 40 ml Milch (laktosefrei)
- Salz, Pfeffer, Kümmel, Thymian, Rosmarin
- 100 g Zucchini
- 80 g Paprikaschote (rot)
- 100 g Schinken (gekocht)
- 100 g Hartkäse (gerieben, laktosefrei)

**Zubereitung:**

Bulgur in kochende Gemüsebrühe einstreuen und leicht köcheln lassen.

Eier mit Milch, Gewürzen und Kräutern verquirlen. Gemüse und Schinken klein schneiden und gemeinsam mit den Eiern dem Bulgur zufügen.

Die Masse in eine Auflaufform füllen, mit Käse bestreuen und im Backofen bei 200° C für 30 Min. backen.

## POLPETTI

**Biologische Zutaten für 4 Portionen:**

- 45 g Semmel (1 Stk., glutenfrei)
- 500 g Hackfleisch/Faschiertes
- 1 Ei
- Salz, Pfeffer, Kümmel, Paprikapulver, Majoran, Piment, Zimt
- 1,5 l Gemüse-Trinkbouillon
- 100 g saure Sahne/Sauerrahm (laktosefrei)
- 10 g Dinkelvollkornmehl

**Zubereitung:**

Eine geschnittene Semmel in etwas Wasser einweichen und dann mit Hackfleisch, Ei und Gewürzen zu einer homogenen Masse verrühren. Mit nassen Händen kleine Fleischbällchen formen und in kochender Gemüsebrühe gar ziehen lassen.

Die Polpetti aus der Garflüssigkeit heben und diese mit saurer Sahne und Mehl binden.

Die Polpetti mit der Soße anrichten. Als Beilage eignen sich Reis oder Teigwaren.

## PUTEN-RIGATONI

**Biologische Zutaten für 4 Portionen:**

- 275 g Putenfleisch
- 2 Karotten
- 50 g Tomatenmark
- 300 ml Gemüse-Trinkbouillon
- 225 g Rigatoni oder Penne (glutenfrei)
- 50 g Hartkäse (gerieben, laktosefrei)
- Kräuter
- Salz, Pfeffer
- 5 ml Rapsöl

**Zubereitung:**
Putenfleisch in kleine Stücke schneiden und in heißer Pfanne kurz trocken anbraten. Klein geschnittene Karotten und Tomatenmark zugeben und mit Gemüsebrühe aufgießen. Mit Kräutern, Salz, Pfeffer und Öl nach Belieben würzen.
Nudeln in Salzwasser kochen. Kurz bevor sie al dente sind, mit dem Putenragout vermischen.
Alles in eine Auflaufform füllen, mit Käse bestreuen und bei 180° C für ca. 20 Min. überbacken.

## HÜHNERSUPPEN-EINTOPF MIT DINKELREIS

**Biologische Zutaten für 4 Portionen:**

- 1 kg Huhn
- 250 g Karotten
- 200 g Gelbe Rüben
- 300 g Sellerie
- Wacholder, Lorbeerblätter
- 5 g Salz
- 240 g Dinkelreis
- 500 ml Gemüse-Trinkbouillon
- Muskat (frisch gerieben)

**Zubereitung:**
Die Hälfte des Suppengemüses in einem Druckkochtopf anrösten, das gesäuberte Huhn halbieren und dazugeben. Mit Wasser bedecken, würzen und zum Kochen bringen. Das Huhn für ca. 40 Min. unter Druck kochen.
Die zweite Hälfte des Gemüses in Streifen schneiden und separat mit Dinkelreis in der Gemüse-Trinkbouillon weich dünsten.
Nach Ende der Garzeit das Huhn herausnehmen, die Brühe abseihen, das Huhn von Haut und Knochen lösen und in kleine Stücke schneiden. Die Fleischstücke wieder in die Brühe geben, mit 1 l Wasser auffüllen und nochmals für 20 Min. leicht köcheln lassen.
Die Hühnersuppe mit Salz und Muskatnuss abschmecken und gemeinsam mit dem vorbereiteten Dinkelreis und Gemüse servieren.

**Info:** Hühnersuppe ist besonders beliebt in der kalten Jahreszeit oder bei Erkrankungen. Die heilende Wirkung lässt sich vermutlich auf die Blockierung von bestimmten weißen Blutkörperchen (Neutrophilen) zurückführen, die das Entzündungsgeschehen bei viralen Erkrankungen fördern. Das in der Hühnerbrust enthaltene Carnosin wirkt sich wahrscheinlich ebenso positiv auf unsere Immunabwehr aus, da durch diesen Inhaltsstoff Krankheitserreger besser abgewehrt und bekämpft werden können.

## RINDERSCHNITZEL MIT WURZELGEMÜSE

**Biologische Zutaten für 6 Portionen:**

- 500 g Suppengrün (Karotten, Sellerie, Porree etc.)
- 800 g Rinderschnitzel (6 Stk.)
- 250 ml Wasser
- 500 ml Gemüse-Trinkbouillon
- 250 g saure Sahne/Sauerrahm (laktosefrei)
- 10 g Vollkornmehl
- 5 ml Rapsöl
- Senf
- Salz, Kräuter

**Zubereitung:**

Suppengrün klein würfeln.

Rinderschnitzel klopfen und an den Rändern einschneiden. Salzen, mit Senf bestreichen und eine Seite in Mehl tauchen. In einer heißen Pfanne mit der bemehlten Seite zuerst anbraten. Schnitzel herausnehmen.

Gemüse in der gleichen Pfanne etwas anrösten und mit Wasser ablöschen, 5 Min. köcheln lassen und die Gemüse-Trinkbouillon dazugeben. Schnitzel wieder hineinlegen und für ca. 2 Std. schmoren lassen.

Danach die Schnitzel wieder herausnehmen. Die Sauce pürieren, saure Sahne untermischen und eventuell mit Salz und Kräutern abschmecken. Schnitzel wieder in die Sauce legen und bei niedriger Temperatur kurz garen lassen.

**Tipp:** Zu diesem Gericht passen sehr gut gekochte Birnen mit Preisebeeren oder Orangenscheiben.

## HÜHNERGESCHNETZELTES MIT FENCHELGEMÜSE

**Biologische Zutaten für 2 Portionen:**

- 200 g Hähnchenbrustfilets
- 100 g Fenchel
- 225 ml Gemüse-Trinkbouillon
- 10 g Kartoffelstärke
- 50 g saure Sahne/Sauerrahm (laktosefrei)
- Frische Kräuter
- 5 g Salz

**Zubereitung:**

Hähnchenbrustfilets in mundgerechte Stücke teilen und Fenchel grob hacken. Fleisch anbraten, Fenchel zugeben, mit Gemüse-Trinkbouillon aufgießen und etwas reduzieren lassen.

Wenn das Fleisch weich gekocht ist, mit Kartoffelstärke binden. Saure Sahne in das Geschnetzelte einrühren und mit frischen Kräutern und Salz würzen.

**Achtung:** Das Gericht nicht mehr aufkochen, da die saure Sahne sonst ausflockt.

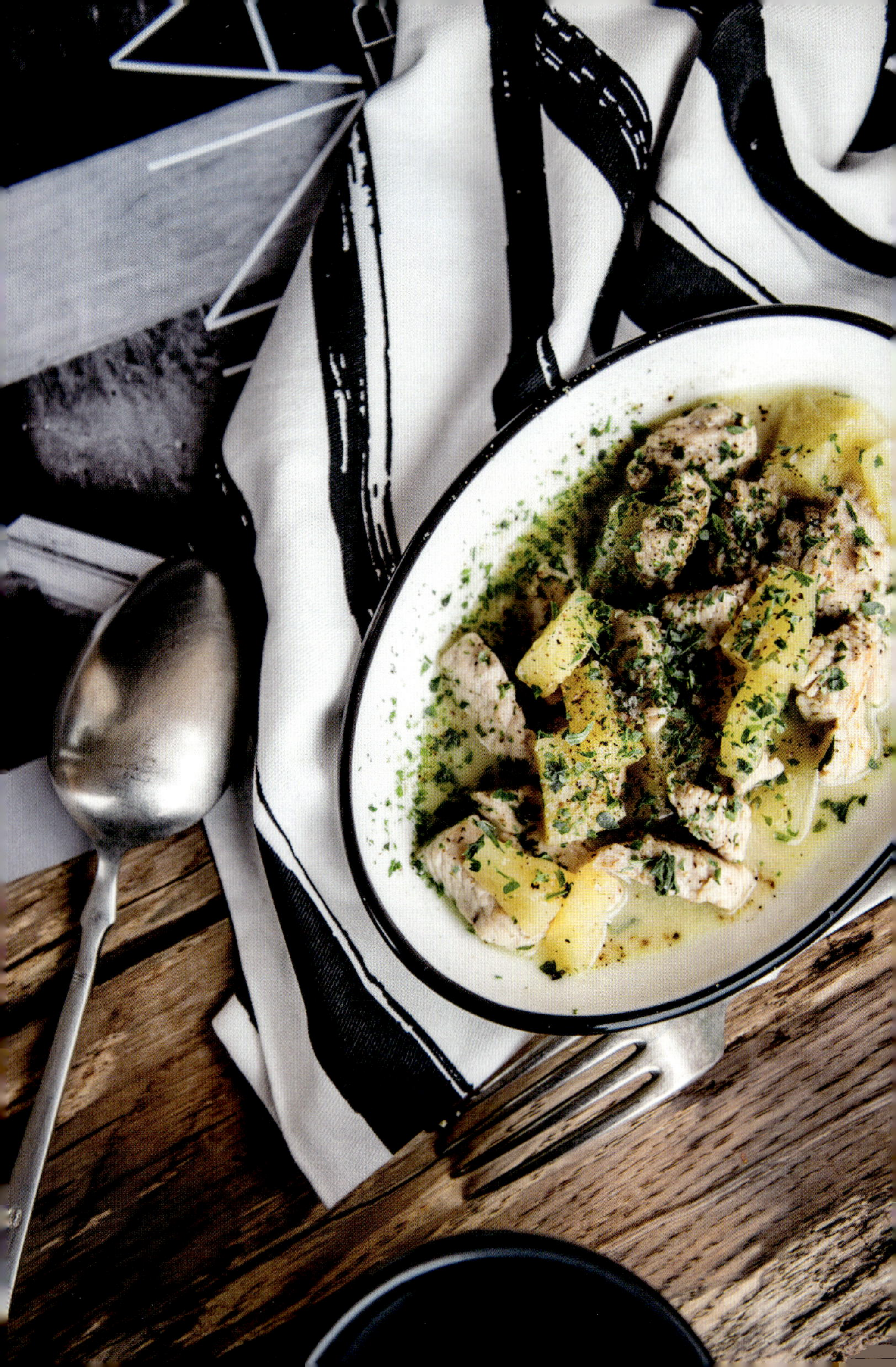

## GESCHNETZELTES HAWAII

**Biologische Zutaten für 4 Portionen:**

- 500 g Puten- oder Hühnerfleisch
- ½ frische Ananas
- 200 ml Gemüse-Trinkbouillon
- Salz, Pfeffer, Muskat, Kümmel
- 250 ml Kokosmilch
- Petersilie

**Zubereitung:**

Fleisch und Ananas in mundgerechte Stücke teilen.
Fleisch in einer heißen Pfanne trocken anbraten, würzen und mit Gemüsebrühe weich dünsten. Kokosmilch und Ananasstücke zugeben und mit Petersilie dekorieren.

**Tipp:** Geschnetzeltes lässt sich ganz einfach je nach Geschmack variieren und kombinieren.

## PUTENGESCHNETZELTES MIT CHAMPIGNONS

**Biologische Zutaten für 2 Portionen:**

- 200 g Putenbrustfilets
- 100 g Champignons
- 5 ml Rapsöl
- Salz
- 225 ml Gemüse-Trinkbouillon
- 50 g saure Sahne/Sauerrahm (laktosefrei)

**Zubereitung:**

Pute in mundgerechte Stücke schneiden und Champignons hacken.
Fleisch bei starker Hitze in Öl rundherum braun anbraten und salzen. Champignons kurz hellbraun mitrösten. Mit 100 ml Gemüse-Trinkbouillon ablöschen und die Flüssigkeit fast vollständig einkochen lassen.
Die restliche Gemüse-Trinkbouillon mit saurer Sahne abbrühen und damit die Speise binden.

**Tipp:** Die Champignons können auch durch andere Pilzarten ersetzt werden.

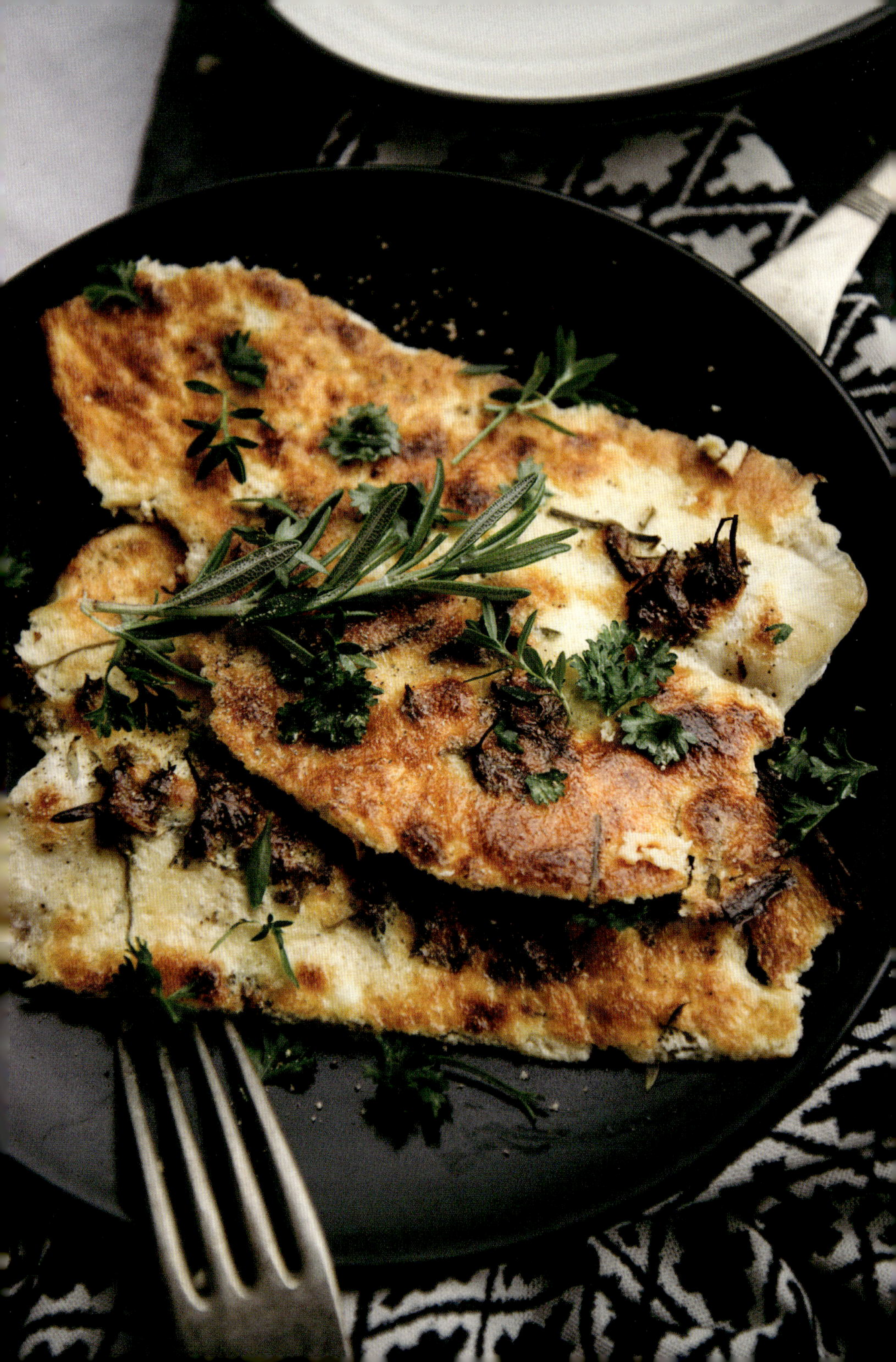

# HAUPTSPEISEN MIT FISCH

## SCHOLLENFILET MIT KRÄUTERKRUSTE

**Biologische Zutaten für 4 Portionen:**

- 500 g Scholle (4 Filets, Wildfang)
- 2 Zitronen
- 15 g Salz
- 120 g Frischkäse (laktosefrei)
- 3 Eier
- 120 g Magerjoghurt (laktosefrei)
- frische Kräuter

**Zubereitung:**

Filets säubern, mit Zitronensaft säuern und salzen.
Frischkäse mit Eigelb und Joghurt mixen und die Masse mit Kräutern und Salz würzen.
Eiweiß steif schlagen und unter die Masse heben.
Fisch in eine Auflaufform legen, die Masse über dem Fisch verteilen und bei 175° C backen, bis eine schöne Kruste entsteht.

**Tipp:** Dazu passen sehr gut Petersilienkartoffeln und grüner Salat als Beilage.

## LACHS-SPINAT-STRUDEL

**Biologische Zutaten für 4 Portionen:**

- 100 g Blattspinat
- 250 g Frischkäse (laktosefrei)
- 5 g Salz
- 270 g Dinkel-Blätterteig
- 500 g Lachs (4 Lachsfilets, Wildfang)
- 1 Ei

**Zubereitung:**

Spinat blanchieren und abseihen. Frischkäse unterrühren, würzen und auskühlen lassen.
Danach den Blätterteig ausrollen und mit der ausgekühlten Spinatmasse belegen. Den Lachs hineinlegen, etwas salzen und den Teig zu einem Strudel formen.
Den Strudel mit einem verquirlten Ei bestreichen und bei 175° C goldgelb backen.

**Tipp:** Spinatblätter quer zum Stiel grob nudelig schneiden, um zu lange Fasern zu vermeiden. Anschließend kurz in kochendem Wasser blanchieren.

# GEBRATENE FORELLE MIT GRÜNEM KERN

**Biologische Zutaten für 4 Portionen:**

| |
|---|
| 1 Bund Petersilie |
| 200 g Stangensellerie |
| Saft von 1 Zitrone |
| 600 g Forelle (4 Forellen, Wildfang) |
| Salz |
| 40 g Butter (laktosefrei) |

**Zubereitung:**

Petersilie und Stangensellerie mit Zitronensaft fein pürieren. Forellen waschen, trocken tupfen, würzen und mit dem grünen Pesto füllen. Die gefüllten Fische vorsichtig in einer Pfanne mit Butter braten.

Alternativ kann auch eine Bratfolie verwendet und der Fisch im Backofen gegart werden. Dazu den Fisch mit Butterflocken belegen, in einer Bratfolie verpacken und im vorgeheizten Backofen bei 200° C für ca. 15 Min. braten.

**Tipp:** Dazu passt als Beilage Bulgur oder auch Karottenreis.

# BEILAGEN

## RISIBISI

**Biologische Zutaten für 4 Portionen:**

- 200 g Reis
- 5 ml Rapsöl
- Gewürznelke, Lorbeerblatt
- Salz
- 400 ml Gemüse-Trinkbouillon (S. 107)
- 80 g Erbsen

**Zubereitung:**
Reis in Öl anrösten, bis er glasig ist. Dann gemeinsam mit den Gewürzen mit der doppelten Menge Gemüsebrühe kochen.
In den letzten 10 Min. der Garzeit Erbsen zugeben und durchmischen.

## KRÄUTERSPÄTZLE

**Biologische Zutaten für 4 Portionen:**

- 500 g Dinkelvollkornmehl
- 90 g Butter (laktosefrei)
- 2 Eier
- 60 ml Milch (laktosefrei)
- 20 g frische Kräuter

**Zubereitung:**
Alle Zutaten miteinander vermengen. Den Teig stückchenweise von einem Brett mit dem Messerrücken in das kochende Salzwasser schaben oder alternativ mit einem Nockerlsieb ins Salzwasser reiben.
Für 10 Min. leicht kochen, dann abseihen und in heißer Butter schwenken.

## BULGUR

**Biologische Zutaten für 4 Portionen:**

- 700 ml Gemüse-Trinkbouillon (S. 107)
- Salz
- 250 g Bulgur

**Zubereitung:**
Gemüse-Trinkbouillon mit Salz zum Kochen bringen. Bulgur einstreuen und leicht köcheln lassen. Vom Herd nehmen und für 10 Min. quellen lassen.

**Info:** Bulgur schmeckt herzhaft-nussig und angenehm nach Getreide.

## POLENTA

**Biologische Zutaten für 4 Portionen:**

- 250 g Maisgrieß
- 400 ml Gemüse-Trinkbouillon (S. 107)
- Muskat
- 10 g Butter (laktosefrei)

**Zubereitung:**

Grieß mit Gemüse-Trinkbouillon und Muskat aufkochen.

Die Butter unter die fertige Polenta rühren.

## KAROTTENREIS

**Biologische Zutaten für 4 Portionen:**

- 500 ml Gemüse-Trinkbouillon (S. 107)
- 200 g Reis
- 200 g Karotten
- Gewürznelke, Rapsöl, Lorbeerblatt (nach Belieben)

**Zubereitung:**

Gemüse-Trinkbouillon zum Kochen bringen und den Reis einstreuen. In Scheiben geschnittene Karotten unterrühren und mit dem Reis zugedeckt für 20 Min. köcheln lassen.

Mit Gewürzen und Öl nach Belieben abschmecken.

**Info:** Die leicht stopfende Wirkung der Karotten beruht auf ihrem hohen Pektingehalt und ihren ätherischen Ölen.

## KALTE KRÄUTERRAHMSOSSE

**Biologische Zutaten für 4 Portionen:**

- 200 g saure Sahne/Sauerrahm (laktosefrei)
- 70 g Joghurt (laktosefrei)
- Dill, Petersilie
- Salz, Pfeffer

**Zubereitung:**

Saure Sahne und Joghurt zu einer glatten Masse rühren. Kräuter unterheben und mit Salz und Pfeffer abschmecken.

Passt hervorragend zu gegrilltem Fleisch, Kartoffeln oder Salaten.

**Info:** Dill wurde bereits im Alten Ägypten als Kulturpflanze angebaut und als Heil- und Gewürzpflanze verwendet.

# PORRIDGE

**Biologische Zutaten für 4 Portionen:**

- 100 g Haferflocken
- 500 ml Wasser
- Salz
- 10 g Butter (laktosefrei)

**Zubereitung:**

Haferflocken in kochendes Wasser einrühren und quellen lassen. Mit Salz und Butter abschmecken.

**Tipp:** Haferbrei eignet sich auch für einen guten Start in den Tag.

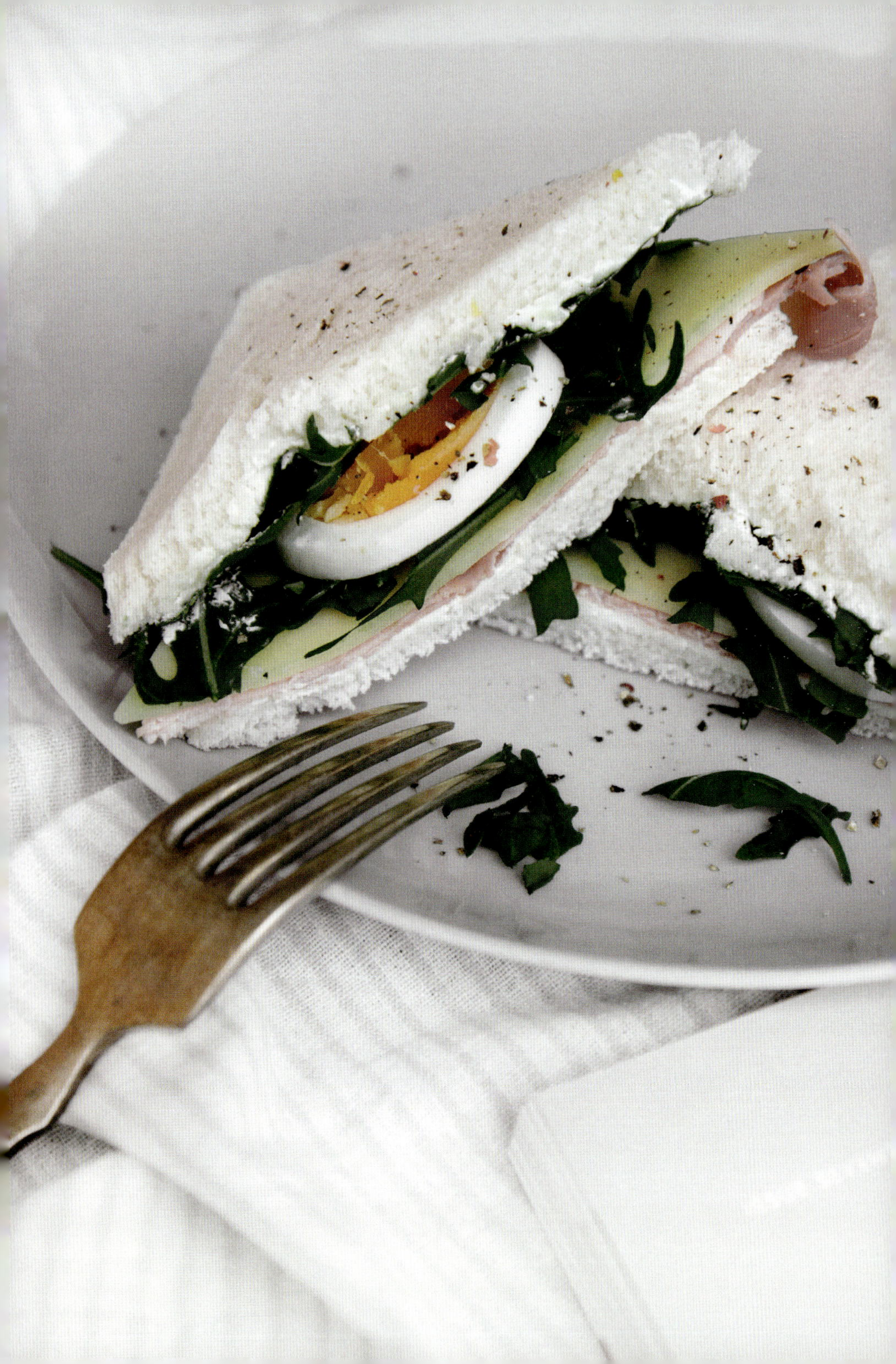

# SNACKS

## TRAMEZZINI

**Biologische Zutaten für 4 Portionen:**

- 8 Tramezzinibrote
- einige Blätter Eisbergsalat, Rucola oder junge Löwenzahnblätter
- 80 g Schinken (gekocht)
- 80 g Hartkäse (laktosefrei)
- 1 Ei (hart gekocht)
- 175 g Frischkäse (laktosefrei)
- Krauspetersilie, Kapern oder Cornichons (zur Dekoration)

**Zubereitung:**

Tramezzinibrote nach Belieben bestreichen, belegen und hübsch garnieren.

## HERZHAFTER GETREIDEAUFSTRICH

**Biologische Zutaten für 4 Portionen:**

- 100 g Getreide (Dinkel, Gerste, Hirse oder Buchweizen)
- 200 ml Wasser
- 20 g Suppengewürz
- 5 ml Rapsöl
- 1 Lorbeerblatt
- 50 g Butter (laktosefrei)
- etwas Majoran, frische Kräuter oder Gewürze (nach Belieben)

**Zubereitung:**

Getreide mahlen und in Wasser zusammen mit Suppengewürz, Öl und Lorbeerblatt aufkochen.

Ist die Aufstrichmasse etwas abgekühlt, Butter unterrühren und mit Kräutern abschmecken.

**Tipp:** Je nach verwendeten Getreiden und Kräutern oder durch Zugabe von getrockneten Tomaten kann man den Geschmack variieren.

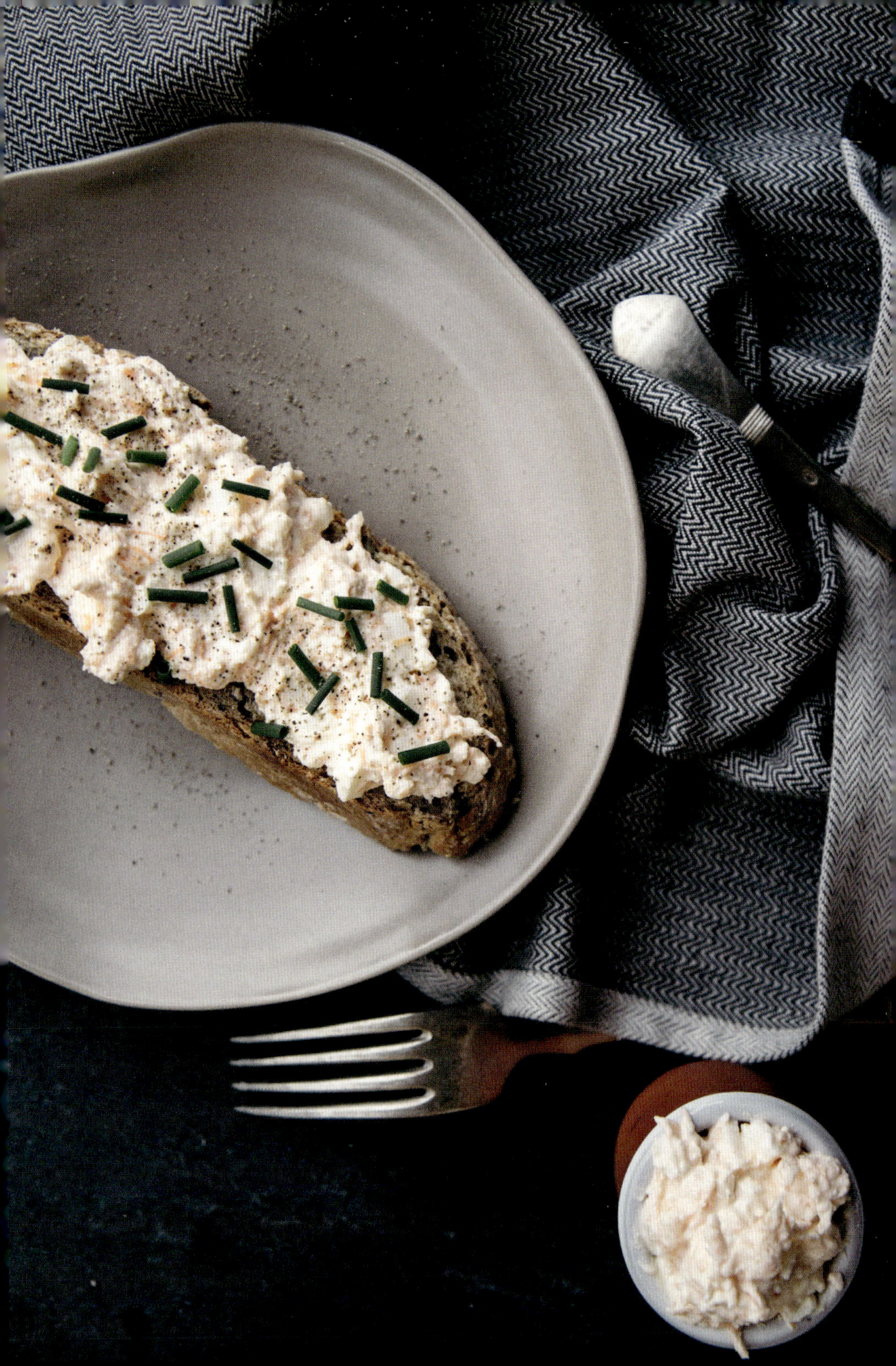

## KAROTTENAUFSTRICH

**Biologische Zutaten für 4 Portionen:**

- 1 Ei
- 100 g Karotten
- 120 g Quark/Topfen (laktosefrei)
- 30 g saure Sahne/Sauerrahm (laktosefrei)
- Senf, Pfeffer, Salz
- Kresse, Koriander oder Schnittlauch

**Zubereitung:**

Ei hart kochen und hacken, Karotten fein reiben.

Alle Zutaten zu einem Aufstrich abrühren und mit Gewürzen abschmecken.

**Tipp:** Karottenaufstrich eignet sich auch als Dip.

## ÜBERBACKENE BROTE

**Biologische Zutaten für 4 Portionen:**

- 1 Ei
- 80 g Schinken (gekocht)
- 30 g Cornichons
- 150 g saure Sahne/Sauerrahm (laktosefrei)
- 80 g Hartkäse (gerieben, laktosefrei)
- Salz, Pfeffer, Kräuter
- 8 Scheiben Brot

**Zubereitung:**

Ei hart kochen und hacken. Schinken und Cornichons klein schneiden. Saure Sahne mit Ei, Schinken, Cornichons und Käse abmischen und mit Salz und Pfeffer würzen. Die Masse auf Brote streichen.

Im Ofen bei Oberhitze kurz überbacken.

## KÜRBISKERNAUFSTRICH

**Biologische Zutaten für 4 Portionen:**

- 40 g Kürbiskerne
- 200 g Quark/Topfen (laktosefrei)
- 10 ml Kürbiskernöl
- ½ Bund Schnittlauch
- Salz, Pfeffer

**Zubereitung:**

Kürbiskerne in einer Pfanne trocken anrösten, fein hacken und in den Quark rühren. Quarkmasse mit Kürbiskernöl, geschnittenem Schnittlauch, Salz und Pfeffer abschmecken.

**Info:** Kürbiskerne stärken die Blase und kräftigen die Blasenmuskulatur.

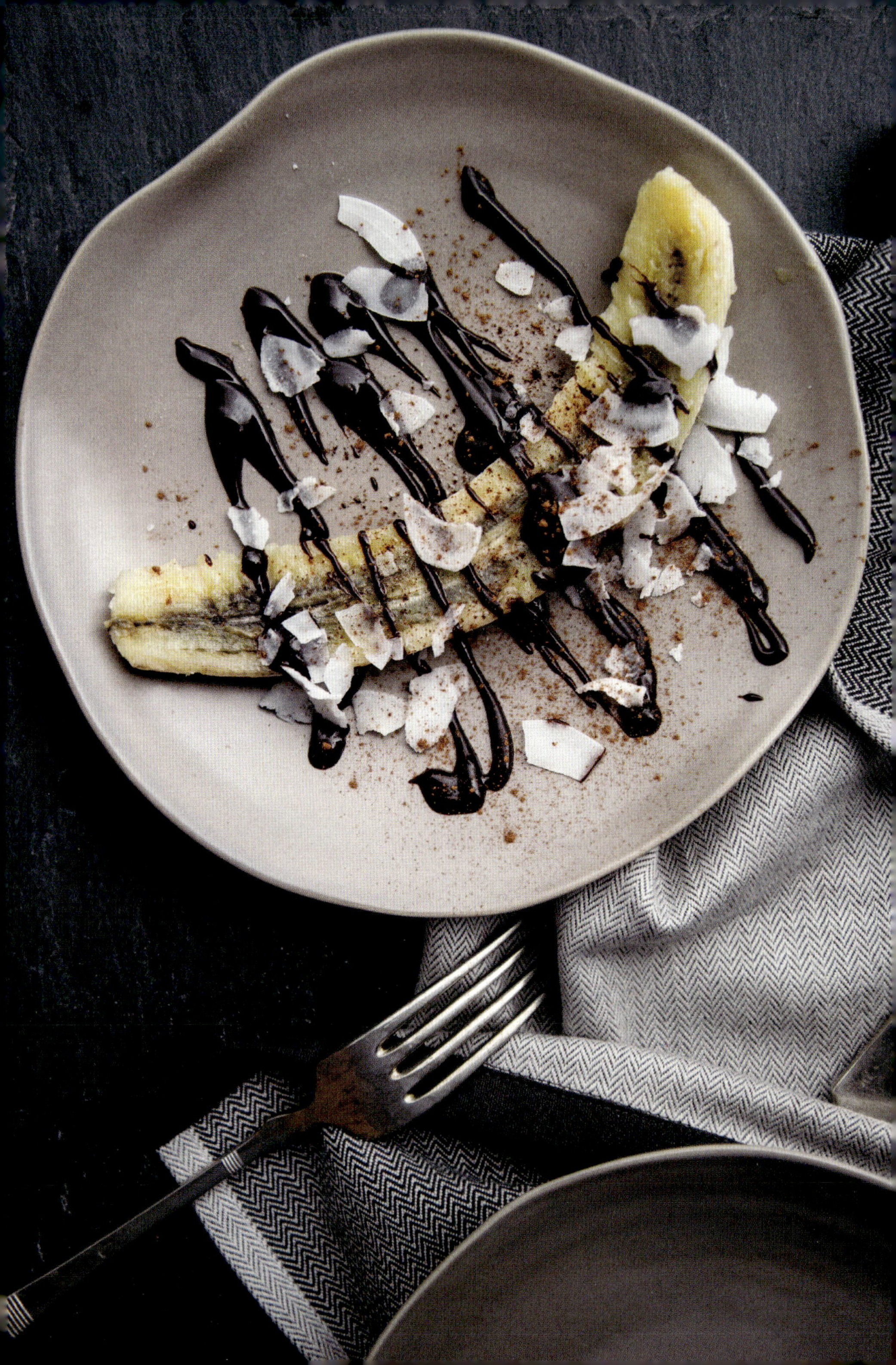

# SÜSSE BEKÖMMLICHKEITEN

## GEBRATENE BANANEN

**Biologische Zutaten für 4 Portionen:**

- 600 g Bananen (4 Stk.)
- 20 g Butter (laktosefrei)
- 50 g Kochschokolade
- Zimt, Ingwer oder Kokosflocken (nach Belieben)

**Zubereitung:**
Bananen halbieren und mit etwas Butter in der Pfanne erhitzen. Kochschokolade schmelzen und damit die Bananen dekorieren. Nach Geschmack mit Zimt, Ingwer oder Kokosflocken bestreuen.

## APFEL-NUSS-MÜSLI

**Biologische Zutaten für 2 Portionen:**

- 1 Apfel
- 5 g Haferflocken
- 250 g Joghurt (laktosefrei)
- 10 ml Orangensaft
- 5 ml Ahornsirup
- 5 g Nüsse (geschrotet)

**Zubereitung:**
Apfel reiben. Haferflocken, Joghurt, Orangensaft und Ahornsirup miteinander vermengen und quellen lassen. Mit Nüssen verfeinern.

**Info:** Traditionell wird das Apfelmüsli in der Volksmedizin bei Magen-Darm-Problemen zur Heilung angewendet.

## HIRSE-BEEREN-CREME

**Biologische Zutaten für 4 Portionen:**

- 100 g Hirseflocken
- 300 ml Milch (laktosefrei)
- 200 g Beeren
- 5 g Walnüsse (geschrotet)
- 5 ml Ahornsirup

**Zubereitung:**
Hirseflocken in Milch ausquellen lassen. Beeren unter die Hirse rühren, Ahornsirup und geschrotete Nüsse unter den Brei mischen.

**Info:** Aufgrund ihrer vielen Mikronährstoffe ist Hirse als natürlicher Schönmacher bekannt.

## FEINE SCHOKO-NUSS-PRALINEN

**Biologische Zutaten für 20 Pralinen:**

- 50 g Kokosfett
- 100 g Kochschokolade

**Aromen:**

- Nüsse (fein geschrotet)
- Kokosraspeln
- Orangenschale/Zitronenschale
- Rum, Kirschlikör oder Mandellikör
- Zimt
- Chili (je nach Verträglichkeit)

**Zubereitung:**

Kokosfett und Schokolade schmelzen, nach Lust und Laune aromatisieren und in Eiswürfelförmchen im Kühlschrank erkalten lassen.

**Tipp:** Die süßeste „Durchfalltherapie" – dreimal täglich einnehmen und genießen.

## QUARKSTRUDEL

**Biologische Zutaten für 6 Portionen:**

- 250 g Quark/Topfen (laktosefrei)
- 1 Ei
- 25 ml Ahornsirup
- Schale und Saft von 1 Zitrone
- 22 g Vanillepuddingpulver (½ Pkg.)
- 250 g saure Sahne/Sauerrahm (laktosefrei)
- 160 g Strudelteig (1 Pkg.)
- 25 g Butter (laktosefrei)

**Zubereitung:**

Quark mit Ei, Ahornsirup, Zitronenschale und -saft, Puddingpulver und saurer Sahne zu einer glatten Masse abrühren und auf den vorbereiteten Strudelteig streichen. Den Strudel einrollen, mit flüssiger Butter bestreichen und im Backofen bei 160 °C für ca. 30 Min. goldgelb backen.

## ZITRONENEIS

**Biologische Zutaten für 4 Portionen:**

- Saft und Schale von 3 Zitronen
- 150 ml Ahornsirup
- 200 ml Schlagsahne/-obers (laktosefrei)
- 150 g Mascarpone (laktosefrei)
- 30 ml Limoncello (gekühlt)

**Zubereitung:**

Zitronenschale und -saft mit Ahornsirup verrühren und für 30 Min. ziehen lassen.
Schlagsahne steif schlagen. Mascarpone und Limoncello unterheben und mit der Zitronenmasse verrühren.
Über Nacht einfrieren.

**Tipp:** Prickelnd für die Geschmacksnerven und lindernd für den Hals.

## SCHOKO-BEEREN-PUDDING

**Biologische Zutaten für 4 Portionen:**

- 45 g Schokoladepuddingpulver (1 Pkg.)
- 500 ml Milch (laktosefrei)
- 20 ml Ahornsirup
- 50 g Kochschokolade
- 50 g Beeren

**Zubereitung:**

Puddingpulver mit 3 EL Milch anrühren.
Restliche Milch mit Ahornsirup kurz aufkochen und Schokolade darin schmelzen. Puddingmasse einrühren und nochmals aufkochen. Beeren zugeben.
Die Creme in hübsche Gläser füllen und erkalten lassen.

## APFELTALER

**Biologische Zutaten für 4 Portionen:**

- 450 g Äpfel (3 Stk.)
- 2 Eier
- 150 ml Milch (laktosefrei)
- Salz
- 120 g Dinkelvollkornmehl
- 15 ml Ahornsirup

**Zubereitung:**

Äpfel reiben und braun werden lassen.
Eier mit Milch und Salz verquirlen und mit Mehl vermengen. Geriebene Äpfel und Ahornsirup untermischen.
In einer beschichteten Pfanne aus der Masse kleine Taler herausbacken.

**Tipp:** Apfeltaler schmecken nicht nur warm, sondern auch kalt lecker. Dazu passt Vanillesoße (laktosefrei) sehr gut.

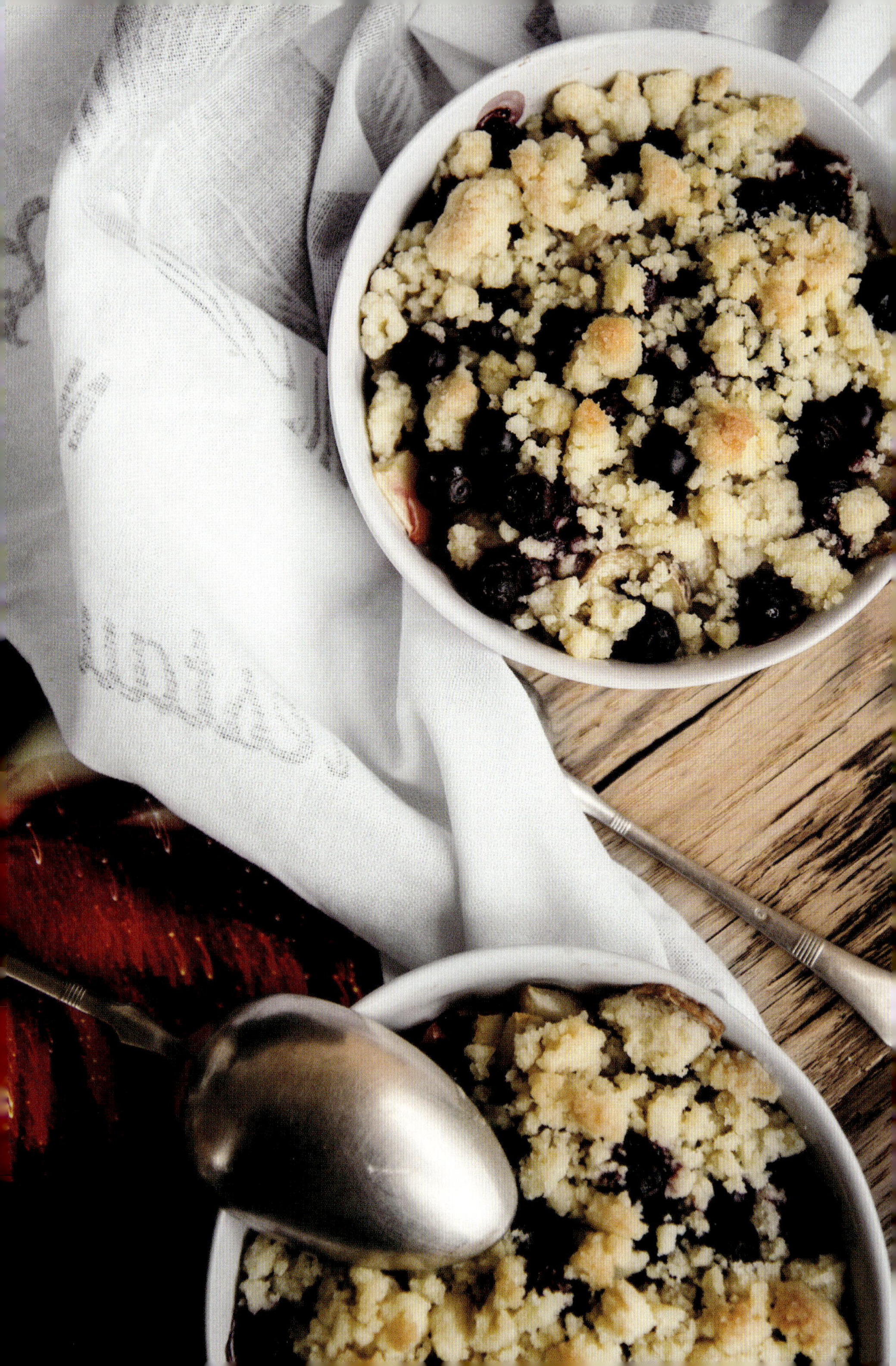

## HEISSES FRUCHT-CRUMBLE

**Biologische Zutaten für 4 Portionen:**

- 300 g Äpfel (2 Stk.)
- 200 g Banane (1 Stk.)
- 100 g Heidelbeeren
- 75 g Butter (laktosefrei)
- 100 g Dinkelvollkornmehl
- 60 ml Ahornsirup

**Zubereitung:**

Äpfel und Banane klein schneiden und zusammen mit den Heidelbeeren in kleine feuerfeste Auflaufförmchen verteilen.
Für die Streusel Butter, Mehl und Ahornsirup miteinander vermengen und über das Obst streuen.
Im vorgeheizten Backofen bei 180° C für 15 Min. goldgelb backen.

## HIMBEER-QUARK-CREME

**Biologische Zutaten für 2 Portionen:**

- 100 g frische Himbeeren
- 200 g Quark/Topfen (laktosefrei)
- 30 ml Ahornsirup

**Zubereitung:**

Himbeeren gut waschen und mit einem Pürierstab fein mixen. Danach den Quark glatt rühren und mit den Himbeeren vermengen. Die Masse mit Ahornsirup süßen und kühl stellen.

**Tipp:** Die Quarkcreme kann beliebig mit allen Obstsorten zubereitet werden.

# GLOSSAR

| | |
|---|---|
| **Albumin** | wichtiger Eiweißstoff im Blut |
| **biodynamischer Anbau** | ein in sich geschlossenes ökologisches Landwirtschaftskonzept, in dem Tiermist zur Düngung des Agrarguts verwendet wird, das seinerseits der Fütterung der Tiere dient |
| **chronisch** | dauerhafte/s Leiden/Krankheit |
| **Colon** | Dickdarm |
| **Darmlumen** | Hohlraum im Darminneren |
| **destruierend** | zerstörend |
| **E. coli** | Escherichia coli, eines der bekannten Bakterien der Darmflora |
| **Enzyme** | Eiweißstoffe, die durch eine chemische Reaktion ihre biologische Funktion erfüllen |
| **epidemiologische Studie** | wissenschaftliche Untersuchung, die die Neuerkrankungen in einer bestimmten Bevölkerung zählt |
| **Fistel** | Ausbildung von nicht natürlichen, entzündlichen Verbindungen zwischen inneren Organen oder der Haut |
| **Gastroenterologie** | auf die Erkrankungen des Verdauungssystems spezialisierte interne Medizin |
| **gastrointestinal** | im Magen-Darm-Trakt befindlich |
| **Gastrointestinaltrakt** | Magen-Darm-Trakt |
| **gastrokolischer Reflex** | Auslösen von Bewegungen des Dickdarms durch Dehnung des Magens nach dem Essen |
| **Ileum** | unterer Teil des Dünndarms |
| **initial** | anfänglich |
| **intestinal** | im Darm befindlich |
| **Kontaminanten** | unerwünschte Stoffe, die zur Verunreinigung führen |
| **Metabolismus** | Stoffwechsel |
| **Mikrobiota** | Darmflora |
| **pathogen** | krankheitserzeugend |

| | |
|---|---|
| **Prostaglandine** | Botenstoffe im Körper, die viele biologische Reaktionen wie Entzündung, Blutgerinnung oder Schmerzempfinden beeinflussen |
| **Retroperitoneum** | Areal im Bauchraum, das hinter der Bauchhöhle und vor dem Rücken liegt. Hier liegen auch Bauchspeicheldrüse und Nieren |
| **Stenose** | Engstelle |
| **Stoma-Verlust** | großer Flüssigkeitsverlust bei künstlichem Darmausgang |
| **Zytokine** | Botenstoffe im Körper, die im Rahmen von Entzündungsprozessen eine immunologische Funktion erfüllen |

# KLEINES KÜCHENLEXIKON

| | |
|---|---|
| **Amarant** | Knöterichgewächs; getreideähnliche Körner mit leicht nussigem Aroma, reich an Eiweiß und Mineralien; glutenfreier Getreideersatz |
| **Andornkraut** | das Kraut wirkt schleimlösend und hilft bei Verdauungsbeschwerden |
| **Backferment** | Granulat aus Sauerteig; Triebmittel zum Backen |
| **Benediktenkraut** | wirkt verdauungsfördernd und appetitanregend; Anwendung als Tee |
| **Beuschel** | Lunge |
| **Bitterholz** | auch Quassia; gegen Appetitlosigkeit und Verdauungsstörungen |
| **Brandteigkrapfen** | Brandmasse; Basis für Gebäcksorten wie Windbeutel. Bei der Zubereitung werden die Zutaten abgeröstet/abgebrannt, dann erfolgt die Zugabe von Ei |
| **Cornichons** | kleine Essiggurken |
| **Eierspeise** | Rührei |
| **Eierstich** | Suppeneinlage aus gestockter Eimasse |
| **Eintropfsuppe** | Einlaufsuppe |
| **Emmer** | alte, sehr nährstoffreiche Getreidesorte mit herzhaftem, leicht nussigem Geschmack |
| **Faschiertes** | Hackfleisch |
| **Flohsamen** | ballaststoffreiche Samen, die als Quellmittel und zur Stuhlregulierung verwendet werden |
| **Frittaten** | Suppeneinlage aus Pfannkuchenteig |
| **Geschnetzeltes** | (Ragout-)Gericht mit in Streifen geschnittenem Fleisch |
| **Grammeln** | Grieben |
| **Graviola** | auch Stachelannone oder Sauersack; Beerenfrucht mit säuerlichem Fruchtfleisch, ihre gesundheitsfördernde Wirkung wird u. a. bei Verdauungsproblemen und Fieber eingesetzt |

| | |
|---|---|
| **Grundansatz** | Basis für Sauerteig; i. d. R. bestehend aus Wasser, Backferment und Mehl |
| **Kaiserschmarren** | Süßspeise aus Pfannkuchenteig |
| **Karfiol** | Blumenkohl |
| **Kohlsprossen** | Rosenkohl |
| **Kren** | Meerrettich |
| **legieren** | mit Eigelb binden (für Suppen oder Saucen) |
| **Limoncello** | italienischer Zitronenlikör |
| **Nockerl** | längliche Klößchen |
| **Nockerlsieb** | Durchschlagsieb, Spätzlesieb |
| **Piment** | Neugewürz, Nelkenpfeffer |
| **Polpetti** | kleine Bällchen aus Hackfleisch (aus der italienischen Küche) |
| **Sauerrahm** | saure Sahne |
| **Schlagobers, Obers** | Sahne |
| **Scheiterhaufen** | Süßspeise, meist auf Basis von Weißbrot, Milch und Ei |
| **Schrot** | grob zerkleinertes oder gemahlenes Getreide |
| **Semmel** | Brötchen, Weißbrot |
| **Spätzle** | Eierteigwaren aus zähem Teig, der direkt in das kochende Wasser gesiebt wird |
| **Striezel** | Brioche, Weißbrot aus Hefeteig |
| **Suppengewürz** | Basis für Suppe bzw. Brühe, meist aus Gemüse und Salz |
| **Teff** | auch Zwerghirse; glutenfrei, gut verträglich |
| **Topinambur** | auch Jerusalem-Artischocke; Wurzelgemüse mit süßlichem Geschmack |
| **Zwetschgen** | Pflaumen |

# REZEPTÜBERSICHT

## Brot & Gebäck



## Getränke

## Suppen



## Pikante Hauptspeisen ohne Fleisch



## Hauptspeisen mit Fleisch



## Hauptspeisen mit Fisch

## Beilagen



## Snacks



## Süße Bekömmlichkeiten

# LITERATUR


Bartel, G./Weiss, I./Turetschek, K. et al.: Ingested matter affects intestinal lesions in Crohn's disease. Inflamm. Bowel. Dis. 2008, 14: 374–382.

Bischoff, S. C./Koletzko, B./Lochs, H. et al.: S3-Leitlinie der Deutschen Gesellschaft für Ernährungsmedizin (DGEM) in Zusammenarbeit mit der Gesellschaft für klinische Ernährung der Schweiz (GESKES), der Österreichischen Arbeitsgemeinschaft für klinische Ernährung (AKE) und der Deutschen Gesellschaft für Gastroenterologie, Verdauungs- und Stoffwechselkrankheiten (DGVS). Aktuel. Ernahrungsmed. 2014, 39: e72–e98.

Chassaing, B./Koren, O./Goodrich, J. K. et al.: Dietary emulsifiers impact the mouse gut microbiota promoting colitis and metabolic syndrome. Nature. 2015, 519: 92–96.

Cox, L. M./Yamanishi S./Sohn J. et al.: Altering the intestinal microbiota during a critical developmental window has lasting metabolic consequences. Cell. 2014, 158: 705–721.

Crohn, B. B./Ginzburg, L./Oppenheimer, G. D.: Regional ileitis: A pathologic and clinical entity. JAMA 1932, 99: 1323–1329.

David, L. A./Maurice, C. F./Carmody, R. N. et al.: Diet rapidly and reproducibly alters the human gut microbiome. Nature 2014, 505: 559–563.

Gasche, C./Scholmerich, J./Brynskov, J. et al.: A simple classification of Crohn's disease: report of the Working Party for the World Congresses of Gastroenterology, Vienna 1998. Inflamm. Bowel. Dis. 2000, 6: 8–15.

Lomer, M. C./Harvey, R. S./Evans, S. M. et al.: Efficacy and tolerability of a low microparticle diet in a double blind, randomized, pilot study in Crohn's disease. Eur. J. Gastroenterol. Hepatol. 2001, 13: 101–106.

Lorenz-Meyer, H./Bauer, P./Nicolay, C. et al.: Omega-3 fatty acids and low carbohydrate diet for maintenance of remission in Crohn's disease. A randomized controlled multicenter trial. Study Group Members (German Crohn's Disease Study Group). Scand. J. Gastroenterol. 1996, 31: 778–785.

Sigall-Boneh, R./Pfeffer-Gik, T./Segal I. et al.: Partial enteral nutrition with a Crohn's disease exclusion diet is effective for induction of remission in children and young adults with Crohn's disease. Inflamm. Bowel. Dis. 2014, 20: 1353–1360.

*Ilse Weiß*
*Christoph Gasche*

**Ernährung bei Reizdarmsyndrom**

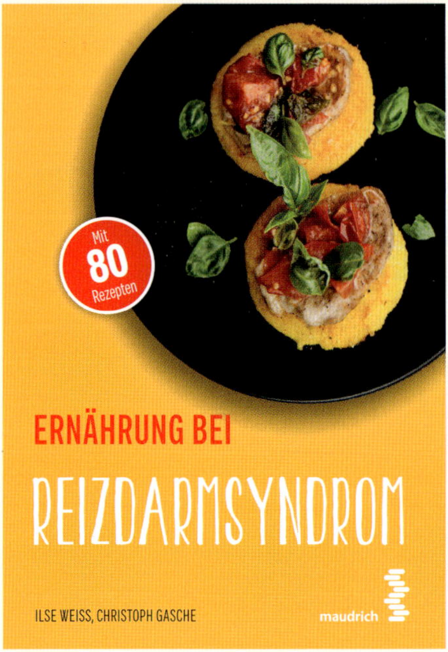


maudrich.gesund essen

maudrich 2025, 3., überarbeitete Auflage
136 Seiten, 4-farbig, Klappenbroschur
EUR (A) 18,90 / (D) 18,40 / sFr 23,90 UVP
ISBN 978-3-99002-174-3
E-ISBN 978-3-99111-866-4

**Nahrung für einen beruhigten Darm**

Was tun, wenn der Darm gereizt ist und Untersuchungen kein Ergebnis bringen? Dieses Buch gibt Antworten: Die medizinischen Hintergrundinfos helfen dabei, unsere Verdauung zu verstehen und die Symptome richtig zu deuten. Anhand der wissenschaftlich getesteten, FODMAP-armen Diät wird nachvollziehbar aufgezeigt, wie sich viele Ernährungsfallen vermeiden lassen und Beschwerden gelindert werden können. Damit Ihre Lebensqualität wieder steigt!

**Ihr Plus**

- 80 abwechslungsreiche Rezepte
- Die FODMAP-arme Diät Schritt für Schritt
- Übersichten zu den wichtigsten Lebensmittel-Inhaltsstoffen
- Neueste medizinische Erkenntnisse verständlich beschrieben

*Agnes Budnowski*
*Flora Koller*
*Martina Kreuter-Müller*
*Maya Thun*

## Ernährung bei Osteoporose

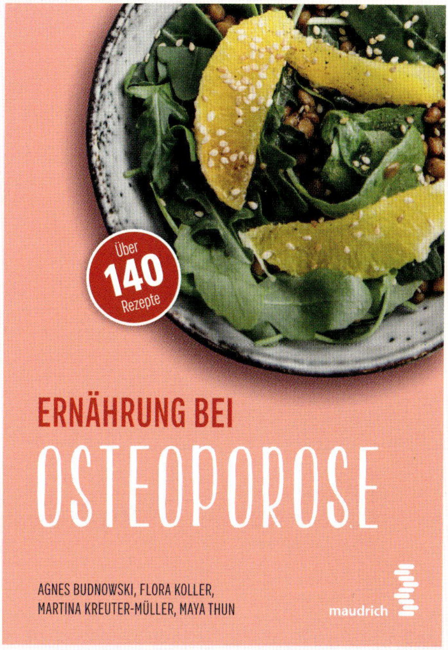


maudrich.gesund essen

maudrich 2024, 3. Auflage
152 Seiten, 4-farbig, Klappenbroschur
EUR (A) 18,90 / (D) 18,40 / sFr 23,90 UVP
ISBN 978-3-99002-171-2
E-ISBN 978-3-99111-863-3

### Die besten Tipps für starke Knochen

Calcium als „Knochenbauer“ ist in der Vorsorge und Therapievon Osteoporose längst bekannt. Auch die positive Wirkung von „Supervitamin“ D ist kein Geheimnis mehr. Doch welche anderen Nährstoffe können den Aufbau der Knochenmasse zusätzlich unterstützen? Und gibt es tatsächlich auch „Knochenräuber“?
Drei Diätologinnen und eine Fachärztin klären diese und viele weitere Fragen und zeigen Ihnen, wie Sie über die Ernährung ganz einfach Ihre Knochen stärken können. Dazu finden Sie viele schnelle Rezepte für jeden Geschmack.

### Ihr Plus

- Über 140 knochenbewusste Rezepte
- Genaue Nährwertangaben und Symbole zum Nährstoffgehalt
- Viele Tipps und Empfehlungen

*Ilse Weiß*
*Christoph Gasche*

## Ernährung bei Eisenmangel

maudrich.gesund essen

maudrich 2023, 4., aktualisierte Auflage
152 Seiten, 4-farbig, Klappenbroschur
EUR 18,90 (A) / 18,40 (D) / sFr 23,90 UVP
ISBN 978-3-99002-161-3
E-ISBN 978-3-99111-724-7

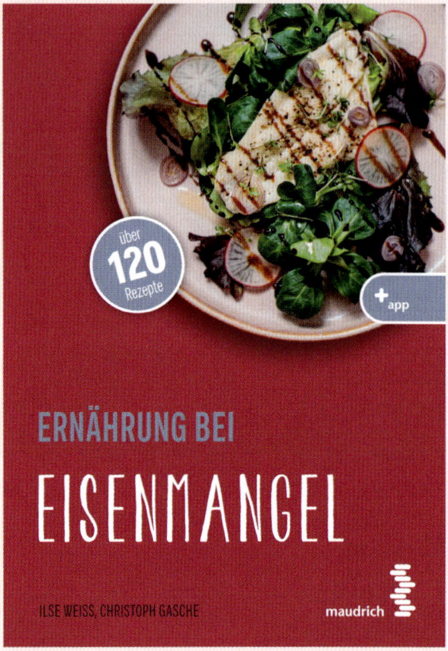


### Köstlich essen bei Eisenmangel

Eisenmangel ist die häufigste Mangelerscheinung weltweit. Doch wie kann ich den Bedarf auf natürliche Weise decken, und welche Nahrungsmittel hemmen oder fördern die Eisenverwertung?
Dieser Ratgeber liefert nicht nur Informationen und Hinweise für den Alltag, sondern auch eine breite Auswahl an Rezepten für jeden Geschmack.

### Ihr Plus

- Den Eisenbedarf sinnvoll und auf natürliche Weise decken
- Ernährungstipps nach Altersgruppen und speziellem Bedarf
- Über 120 köstliche Rezepte
- Checkliste und Eisenmangel-Test